县域医院管理制度建设丛书

县域医院护理管理制度

高州市人民医院　主编

清华大学出版社

北京

图书在版编目（CIP）数据

县域医院护理管理制度 / 高州市人民医院主编 . — 北京：清华大学出版社，2024.1
（县域医院管理制度建设丛书）

ISBN 978-7-302-65510-7

Ⅰ . ①县… Ⅱ . ①高… Ⅲ . ①县－医院－护理－管理－制度 Ⅳ . ① R47

中国国家版本馆 CIP 数据核字（2024）第 044972 号

责任编辑：孙　宇
封面设计：钟　达
责任校对：李建庄
责任印制：丛怀宇

出版发行：清华大学出版社
　　　　　网　　　址：https : //www.tup.com.cn, https : //www. wqxuetang. com
　　　　　地　　　址：北京清华大学学研大厦A座　　　邮　　编：100084
　　　　　社 总 机：010-83470000　　　　　　　　邮　　购：010-62786544
　　　　　投稿与读者服务：010-62776969, c-service@tup.tsinghua.edu.cn
　　　　　质量反馈：010-62772015, zhiliang@tup.tsinghua.edu.cn
印 装 者：三河市铭诚印务有限公司
经　　销：全国新华书店
开　　本：185mm×260mm　　　印　张：17　　　字　数：355千字
版　　次：2024年3月第1版　　　　　　　　印　次：2024年3月第1次印刷
定　　价：158.00元

产品编号：101444–01

前　言

无规矩不成方圆。规章制度是医院管理工作的准绳和基础，是全体员工共同遵守和履行的规范和责任。高州市人民医院（本院）历来重视制度建设，将建章立制与医疗业务高度融合，形成了一批既符合国家医改发展方向又具有地方医疗行业特点的行之有效的制度体系，让全体人员在工作中有章可循、有规可依，使各项工作走上"四靠两管（发展靠管理、管理靠制度、制度靠执行、执行靠考核，制度管人、流程管事）"良性循环路径。

新的历史使命呼唤新的担当、新的作为。2018年12月20日，国家卫健委、国家发改委等六部委确定了北京医院等148家医院为建立健全现代医院管理制度的国家试点医院，本院是粤东西北地区唯一的试点医院。2021年4月，本院正式获评"广东省高水平医院"。2022年医院通过"三甲"复审，获评国家博士后科研工作站、广东省公立医院改革与高质量发展示范医院。为进一步开展建立健全现代医院管理制度试点工作，本院通过不断摸索、反复实践，最终制定了更为全面、严谨、实用的管理制度。修订后的工作制度内容更科学，更具有可操作性，为进一步提高医院的综合管理水平，促进人性化、精细化管理，实现医院高质量发展奠定了良好基础。

《县域医院管理制度建设丛书》（以下简称《丛书》）分为四册，分别为《县域医院医疗管理制度》《县域医院护理管理制度》《县域医院行政后勤管理制度》及《县域医院药事管理与医院感染监控管理制度》。其中，作为广东省护士协会副会长单位，我院以编委单位身份参与了《广东省临床护理文书规范（第2版）》的编写。《县域医院护理管理制度》共分为七个章节，比较系统全面地介绍了护理管理的基本工作制度与管理制度，对开展优质护理服务有积极的推动作用。

《丛书》在编辑过程中，得到了医院领导、全院各科室的大力支持，在此致以衷心的感谢。《丛书》紧密结合本院改革和发展的实际，细化了工作职责和工作制度。但由于时间仓促、编写水平有限，本书所汇集的制度，仅仅是本院制度建设的一隅。距离真正形成医院高质量发展管理制度体系，还任重道远。存在疏漏和不当之处，敬请批评指正，多提宝贵建议，以便不断补充和完善。

编　者

2024年2月

目　录

第一章　护理各委员会工作制度

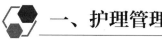

一、护理管理委员会工作制度

1　目的

规范护理管理委员会的工作。

2　通用范围

护理管理委员会委员。

3　内容

3.1　护理管理委员会在分管护理副院长、护理部领导下对护理开展进行全面规划、管理。

3.2　完善医院护理制度，根据工作需要适时修订，有修订标识，修订后的文件需要包括：试行—修改—批准—培训—执行的程序。

3.3　制定医院护理质量发展的中长期规划及管理办法，并组织实施管理委员会下设护理质量与安全管理委员会、专科护理发展委员会、护理教育科研管理委员会，并在各委员会内设立相应的职能小组，监督工作的正常运行。

3.4　护理部、科护士长、病区护士长组成医疗质量控制三级网络，通过品管圈（quality control circles，QCC）、PDCA循环（plan-do-check-act Cycle，PDCA Cycle）、根本原因分析（Root Cause Analysis，RCA）等方式进行质量改善。

3.5　负责医院护理工作质量的全面监测、控制和管理，监督并执行国家医疗卫生管理法律、行政法规、部门规章和诊疗护理规范、常规。

3.6　开展全员护士教育培训，强化护士业务学习风气，强化严谨求实的工作作风。

3.7　听取护理质量与安全管理、教育科研管理委员会汇报，涉及管理的重大问题，可根据情况随时提请委员会主任召开委员会议。

3.8　委员会议每季度召开一次，由主任委员主持，主任委员不能出席时，可由主任委员委托副主任委员主持。

　　3.9　委员会每年向院长提出护理管理工作报告。

4　参考资料

　　4.1　《广东省护理管理工作规范（第4版）》

　　4.2　《三级医院评审标准（2022年版）广东省综合医院实施细则》

二、护理质量与安全管理委员会工作制度

1　目的

规范护理质量与安全管理委员会的工作。

2　通用范围

护理质量与安全管理委员会委员。

3　内容

　　3.1　在分管护理副院长领导下，护理质量与安全管理委员会行使护理质量与安全管理职责。

　　3.2　制定医院护理质量管理目标并加强监管，定期分析，提出整改措施，保证护理质量管理持续改进。

　　3.3　护理质量检查标准，定期进行护理质量检查与督导，通过及时总结、反馈，不断修订各项护理质量检查制度，制定改进措施，并督促落实，以达到护理质量持续改进的目的。

　　3.4　各护理单元的质量管理小组建立健全病区护理质量管理制度，开展护理质量教育，树立质量至上观念，增强护理人员的质量意识。

　　3.5　调查、讨论分析护理缺陷、差错及事故发生的原因并判定其性质，提出处理意见。

　　3.6　召开会议，分析护理质量与安全问题，找出隐患，提出防范措施，并实施质量监控。

　　3.7　管理委员会下设若干专项护理质量检查小组，负责专项护理质量的督导。

3.8　管理委员会下设办公室，办公室设在护理部，负责组织护理质量与安全管理委员会及专项护理质量检查小组进行质量管理活动并做好记录。

4 参考资料

4.1　《广东省护理管理工作规范（第4版）》

三、护理教育科研管理委员会工作制度

1 目的

规范护理教育科研管理委员会的工作。

2 通用范围

护理教育科研管理委员会委员。

3 内容

3.1　建立临床护理教育和科研管理组织架构，健全临床护理教育体系。

3.2　完善教育护士和临床护理带教教师资格准入标准。

3.3　完善各层级护士培训进阶标准，组织落实审核流程。

3.4　负责组织全院护理人员的基础知识、基本理论、基本技能（"三基"）培训，组织制定医院护士岗前培训、规范化培训及专业护士核心能力培训计划，组织实施，并监督执行效果，每季度进行一次总结和分析。

3.5　负责制订护理科研计划，开展护理科研相关培训，指引护理人员积极开展临床护理科研项目。

3.6　指导护理科研项目的设计和开展，审查护理科研成果并推广使用。

3.7　组织护理人员积极申办国家、省、市级继续教育Ⅰ、Ⅱ类项目。

3.8　负责安排全院及各专科护理学术讲座（报告），并对讲座的效果进行反馈和评价，营造浓厚的学术氛围。

3.9　结合国内外护理科研进展及医院开展的医疗护理新技术、流程中的难点问题，组织护理人员进行研究和革新。组织护理学术交流，介绍国内外先进的护理科研信息。

3.10 组织护理新技术、新用具、优秀带教老师、优秀科研论文等评审工作。

3.11 组织竞赛评比，表彰先进，树立典型，不断增强护理团队的凝聚力和工作热情。

3.12 定期召开教育护士会议，进行科研小组会议小结，总结成功经验，建立相关制度、规范相关标准。

4 参考资料

4.1 《广东省护理管理工作规范（第4版）》

四、专科护理发展委员会工作制度

1 目的

规范专科护理发展委员会的工作。

2 通用范围

专科护理发展委员会委员。

3 内容

3.1 专科护理发展委员会在护理管理委员会组织指导下开展工作，行使专科护理的管理职责。

3.2 根据临床护理需要及专科护理发展进程，设立老年、造口/伤口、糖尿病、静脉治疗等专科护理小组，不断完善护理学科建设，推动临床各专科护理发展。

3.3 负责制订医院专科护理发展计划，包括优先、重点发展的专科护理领域，培养高级专科人才或专科护士，建立各专科高级护理实践标准，确定专科护理小组名单、资格和职责，定期分析评价医院专科护理工作成效。

3.4 审核专科护理门诊；制定专科护理门诊准入管理制度；开设专科护士门诊，为患者提供健康教育和咨询。

3.5 根据广东省护理教育中心组织编写的各类专科护理临床实践指南，制定专科护理工作指南、专科护理技术规程或规范，制定专科护理质量评价标准；协助护理部监督执行。

3.6　负责专科护士资格准入审核及工作评价考核。

3.7　引领专科护士的继续教育及专业成长。

3.8　有计划、有目标、高质量地推广和应用专科护理发展的新成果、新技术、新理论和新方法。

3.9　组织开展院内专科护士的培训及各专科护理领域的培训。

3.10　专科护理发展委员会下设各个领域的专科护理小组，负责各专科护理工作的开展及专科护理质量的督导。

3.11　专科护理发展委员会下设办公室，办公室设在护理部，负责组织委员会成员及各专科护理小组进行管理活动并做翔实记录。

4　参考资料

4.1　《广东省护理管理工作规范（第4版）》

4.2　《三级医院评审标准（2022年版）广东省综合医院实施细则》

第二章　护理管理工作制度

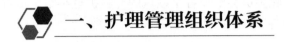

一、护理管理组织体系

1　目的

明确护理管理组织体系。

2　通用范围

全院护理单元。

3　内容

3.1　护理管理组织包括行政管理组织和专业管理组织。

3.1.1　*护理部*

护理部是护理行政管理组织，负责全院护理行政管理和业务管理的指挥调度。护理部实行护理部主任、科护士长、区护士长的三级管理制度。

3.1.2　*护理管理委员会*

护理管理委员会是护理专业管理组织，实施护理管理、护理教育、护理服务及护理技术四大领域的决策职能。其下设护理质量与安全管理委员会、专科护理发展管理委员会、护理教育科研管理委员会，在各委员会内部设立相应的职能小组。

3.2　护理管理体制

3.2.1　*垂直管理体制*

护理部负责护理队伍的建设和管理，护理部主任为科护士长、区护士长的直线领导。护理部在人事部门的配合下，负责科、区护士长的推荐、考核等工作，有权进行对护理人员培训、考核、调入、调出、晋升、选拔、聘任、奖惩以及新上岗护士的院内分配等工作。科、区护士长在护理部主任和科主任的指导下，全面负责本临床科室或病区的护理管理工作。

3.2.2　*层级管理体制*

在不同临床科室设立专科护士、高级责任护士、初级责任护士、助理护士等不同层级的护理岗位。不同岗位反映学历、职称、资历、专业学习背景、岗位任务、能力、能级水平的不同。根据护理人员不同专业性岗位、层级岗位和绩效岗位的不同要求，建立与其职级、职位相对应的岗位职责、职权，履行不同的岗位任务，给予不同的工作待遇。

4　参考资料

4.1　《广东省护理管理工作规范（第4版）》

5　附件

5.1　护理管理组织架构图（图2-1-1）

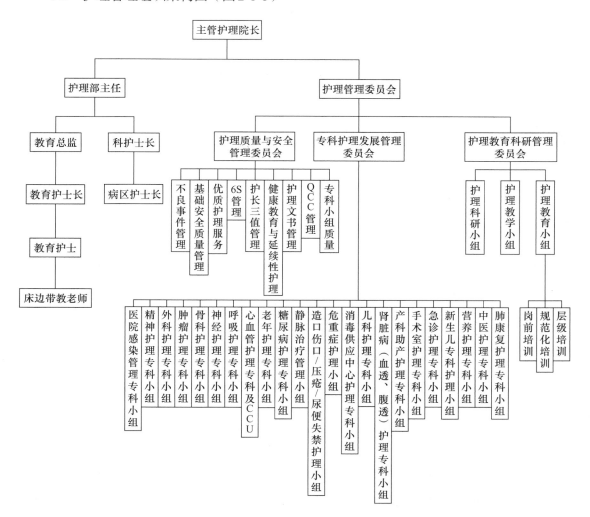

图2-1-1　护理管理组织架构图

5.2　医院各层级护理人员资质构成图（图2-1-2）

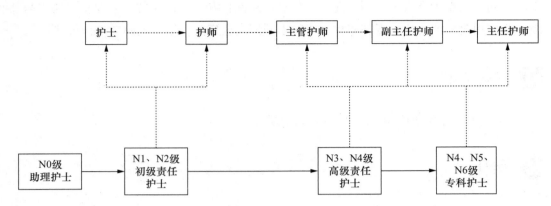

图 2-1-2　医院各层级护理人员资质构成图
注：虚线—护理技术职称；实线—护理层级岗位。

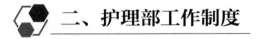 二、护理部工作制度

1　目的

规范护理管理，提高护理质量。

2　通用范围

护理部。

3　内容

3.1　依据全国护理事业发展规划和广东省护理事业发展规划，结合医院整体规划和工作目标，结合临床医疗和护理工作实际，制订医院护理工作规划、工作目标和计划，并组织具体实施。

3.2　依据相关法律法规，完善护理规章制度、护理质量评价标准、护理技术规范、护理常规及护理人员工作职责。

3.3　加强人力资源管理，科学设置护理岗位，实行护士分层管理，依据护理岗位设置和护士分层体系，优化人员结构，合理配置人力，确保患者得到稳定的、同质化的服务。配合医院整体行动，协调、指挥全院护理人力资源应急调配。

3.4 督查护理工作制度、护理技术规范、护理常规及护理人员工作职责的贯彻执行情况，提高基础护理和专科护理的质量。

3.5 制订全院各层级护理人员的培训计划，并组织落实。

3.6 加强护理技术管理，积极开展新业务、新技术、护理科研工作。

3.7 创造良好的工作氛围和安全的工作环境，关心护士工作、职业安全及生活。

4 参考资料

4.1 《广东省护理管理工作规范（第4版）》

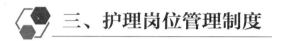

三、护理岗位管理制度

1 目的

加强本院护理队伍科学管理，按需设岗，合理设置护理岗位。

2 通用范围

全院护理单元。

3 内容

3.1 科学设置护理岗位

3.1.1 按每个护理岗位属性，适当设置中医护理、老年护理、糖尿病护理、造口护理、伤口护理、失禁护理、静脉治疗护理、营养护理、麻醉护理、血液透析护理、腹膜透析护理、围手术期护理、移植护理、医院感染护理、康复护理、护理科研及护理教育等护士岗位。

3.1.2 按护理岗位类别将护理岗位设置为护理管理岗位、临床护理岗位和其他护理岗位。

3.1.2.1 护理管理岗位

护理管理岗位指在我院从事护理管理工作的岗位，包括护理部主任、护理部副主任、护理部干事、科护士长、护士长、副护士长六类岗位。

3.1.2.2　临床护理岗位

临床护理岗位是护士为患者提供直接护理服务的岗位。临床护理岗位又分为夜班护理岗位和非夜班护理岗位。

3.1.2.3　夜班护理岗位

夜班护理岗位指直接为患者提供临床护理服务并需要常规轮值夜班的岗位，包括普通病区（内科、外科、妇科、儿科、五官科）护理岗位，以及急诊科、重症监护病房（ICU、CCU、PICU、NICU）、血液透析中心、手术室、无痛中心、产科、放射介入科等专科病区护理岗位。

3.1.2.4　非夜班护理岗位

非夜班护理岗位指直接为患者提供护理服务并不需要常规轮值夜班的岗位，包括门诊、医技科室、高压氧、碎石科、临床支持中心等病区的护理岗位。

3.1.2.5　其他护理岗位

其他护理岗位指护士为患者提供非直接护理服务的岗位，包括：消毒供应中心、医院感染管理科、预防保健科、辅助科室等病区的护理岗位。

3.1.2.6　护理管理岗位及临床护理岗位人员应占全院护理人员总数的95%以上。

3.1.3　按护理岗位级别设置A、B、C、D四级岗位。

3.1.3.1　A级岗位

A级岗位技术难度高、责任风险重、工作量大、危重患者多；特殊科室的护士配置可根据需求适当增加；为加强人力储备，实行以带班组长或护士长为二线的夜班双人值班制度。

3.1.3.2　B级岗位

B级岗位技术难度高、责任风险重、工作量较大；实际床位/护士比应大于1：0.4。

3.1.3.3　C级岗位

C级岗位技术难度高、责任风险重、工作量较小；实际床护比可等于或接近1：0.4。

3.1.3.4　D级岗位

D级岗位包括非夜班护理岗位、其他护理岗位等，如医院感染管理科、质量管理科、预防保健科等有关职能科室的岗位。

3.1.3.5　特殊科室包括重症监护病房（心外ICU、CCU、内科ICU、外科ICU）、急诊科、麻醉科一区、麻醉科二区、介入科、血液净化中心。

3.1.4　凡不含护士职责的岗位，如图书及病案管理、挂号室、实验室等岗位，以及党政工团、审计、财务、后勤等岗位，均属于非护理岗位，要严格控制护士调离护理岗位，以保证充足的护士人力在护理岗位上。凡不在护理岗位的人员一律不能进行护士注册，不得再占护士编制，不作为护士人数统计，原则上也不再享受护士待遇。

3.2　合理配置护士数量

临床护理岗位的护士数量必须根据护理岗位类别、级别及配置原则合理配置、动态调整，以保障护理质量和患者安全。实际开放床位与全院护士比不低于 1∶0.6，实际开放床位与全院病区（不包括急诊等特殊科室）护士比不低于 1∶0.4。病房护士的配备应与责任制护理工作模式的要求相适应，原则上平均每名责任护士负责的患者不可超过 8 人。特级、一级护理比例超过 30% 的病区，床位与护士比不低于 1∶0.43，且床位使用率应当控制在适当范围内。

3.3　实行护士分层管理

根据能级对应的原则，以护士专业能力及技术水平为主要指标，结合护士的学历、职称、专业工作年限等，将临床护理岗位设立为专科护士、研究护士、教育护士、高级责任护士、初级责任护士、助理护士等层级岗位，划分为 N0～N6 七个技术等级。建立不同层级护士岗位的任职资格、岗位职责、培训要求、晋级标准、晋级的评价方法与审核流程。

3.4　岗位绩效管理

3.4.1　护士绩效考核结果与绩效工资、奖励、评先评优、职称评聘和职务晋升挂钩。

3.4.2　护士绩效工资实行科室内分配模式。根据层级分为 N0～N6 七个技术等级，共 14 档，即 N0-1、N0-2、N0-3、N1-1、N1-2、N2-1、N2-2、N2-3、N3-1、N3-2、N4-1、N4-2、N5、N6。

3.4.3　各科室基于护理工作量、质量、患者满意度等制订科室的绩效考评方案。

4　参考资料

4.1　《卫生部关于实施医院护士岗位管理的指导意见》（卫医政发〔2012〕30 号）

4.2　《广东省医疗卫生机构护士（助产士）岗位管理指导意见》（粤卫函〔2013〕936 号）

5　附件

5.1　各层级护士任职资格

5.1.1　专科护士（专科助产士，N6、N5 级）

5.1.1.1　N6 级专科护士

具有全日制护理专业硕士以上学位，获得副主任护师及以上职称，并由医院聘任，接受省专科护理发展委员会认证的国内外专科护理课程的规范教育，具有高级护理实践能力，胜任专科护士岗位职责，并由省专科护理发展委员会认证为具有专科护士资质的护士或助产士，可申请N6级专科护士岗位。

5.1.1.2 N5级专科护士

具有全日制护理专业本科及以上学历，获得副主任护师及以上职称，并由医院聘任，从事临床护理工作15年及以上，且在本专科护理领域10年及以上，经过专科护士核心能力培训，具有丰富的临床实践经验和高级护理实践能力，胜任专科护士岗位职责，能独立承担专科护理门诊，并由医院专科护理发展委员会认证为具有专科护士资质的护士或助产士，可申请N5级专科护士岗位。

5.1.2 高级责任护士（高级助产士，教育护士，N4、N3级）

5.1.2.1 N4级高级责任护士

具有护理专业本科及以上学历、主管护师及以上职称，完成N4级临床护理岗位培训并考核合格，在N3级高级责任护士岗位上任职2年及以上，能够胜任高级责任护士岗位职责的护士或助产士，具备以下条件之一的N3级高级责任护士，可申请N4级高级责任护士岗位。

5.1.2.1.1 获得院内专科护士、教育护士、研究护士聘任，从事临床护理工作10年及以上。

5.1.2.1.2 获得副主任护师专业技术职称并经医院聘任，从事临床护理工作15年及以上。

5.1.2.2 N3级高级责任护士

原则上应具有护理专业大专以上学历，能够胜任高级责任护士岗位职责，完成N3级护理岗位培训并考核合格，具备以下条件之一的N2级责任护士，可申请N3级高级责任护士或助产士岗位。

5.1.2.2.1 护理专业本科以上学历，通过主管护师职称考试，从事临床护理工作8年及以上资历。

5.1.2.2.2 护理专业中专及以上学历，获得护师职称并经医院聘任，从事临床护理工作20年及以上资历。

5.1.3 初级责任护士（助产士，N2、N1级）

5.1.3.1 N2级责任护士

护理专业中专及以上学历，获得护师及以上专业技术职称，从事临床护理工作5年及以上，完成N2级临床护理岗位培训并考核合格，能够胜任责任护士岗位的护士或助产士，可申请N2级责任护士岗位。

5.1.3.2 N1级责任护士

护理专业中专及以上学历，获得护士及以上职称，经过毕业后3年临床规范化培训并考核合格，能够胜任责任护士岗位的护士或助产士，可申请N1级责任护士岗位。

5.1.4 助理护士（N0级）

助理护士是指护理专业毕业、暂未取得护士执业证书或已获得护士执业证书但仍在试用期，经过医院相应的岗前和岗位培训并考试合格的护理人员。

5.2　各层级护士岗位职责

5.2.1　专科护士（专科助产士，N6、N5级）

5.2.1.1　与科室护士长密切配合开展工作，分管全院不同病种患者的专科护理和质量控制指标。

5.2.1.2　为患者和家属提供专业化的健康照顾，对患者护理质量进行评估、计划、实施和评价，全面跟进复杂个案。

5.2.1.3　参加医疗查房，组织本专科领域护理会诊，组织危重、疑难病例讨论，实施循证护理，解决护理疑难问题，指导临床护士工作，确保本专科护理质量。

5.2.1.4　参加护理部领导的专科护理发展委员会，主管或参与全院相应专科护理小组的工作。

5.2.1.5　领导专科护理团队，并在日常工作中贯彻护理价值观念，组织、制定并审核本专科护理指引、护理工作标准、护理质量评价标准等，并及时组织修订。

5.2.1.6　与不同医疗专科合作，推进本专科护理质量持续改进。

5.2.1.7　掌握本护理学科发展的前沿动态，积极组织本专科的学术活动，根据专科发展需要，确定本专科工作和研究方向。

5.2.1.8　有目的、有计划、高质量地推广和应用护理新成果、新技术、新理论、新方法，支持科研立项、发明专利。

5.2.1.9　培养专业护士，协调制订医院专业护士人才培养计划，成为临床护士在该专业的咨询者。

5.2.1.10　在长期和慢性病专科开展专科护理门诊服务或延续性护理服务，拓展实践领域和专业工作范畴。

5.2.1.11　组织或参与本专科健康教育讲座及公益科普义诊活动。

5.2.1.12　合理分配时间及时完成本阶段培训计划并通过考核。

5.2.2　高级责任护士（高级助产士，教育护士，N4级）

5.2.2.1　在护士长领导下及上级护士指导下，独立完成疑难、危重患者的全程管理。

5.2.2.2　组织实施急危重患者的抢救，能够排除各种仪器的故障，熟悉仪器的性能。

5.2.2.3　承担组长或护理组长职责，领导和管理一个具有专业方向的责任小组开展专科护理实践。

5.2.2.4　全程负责本组患者的治疗护理实施，重点评估危重、新开展手术、Ⅲ/Ⅳ级手术及特殊治疗患者，组织、制订并实施护理计划。

5.2.2.5　组织实施核心工作制度、护理查房、疑难病例讨论、护理会诊、健康教育、出院指导和随访。

5.2.2.6　完成复杂、危重患者的个案管理。

5.2.2.7　组织参与健康教育讲座。

5.2.2.8　承担专科技术指导、临床教学、临床研究等工作。

5.2.2.9　参与护理新技术及业务发展，参与护理科研立项或撰写论文，发表专利或新技术。

5.2.2.10　参与或主持本科室或院内护理质量改善项目。

5.2.2.11　协助护士长对诊疗护理服务全过程的重点环节进行质控，评价护理质量和患者结局。

5.2.2.12　与各专科团队进行沟通协调，及时回应患者需求，保持团队士气。

5.2.2.13　合理分配时间及时完成本阶段培训计划并通过考核。

5.2.3　高级责任护士（高级助产士，教育护士，N3级）

5.2.3.1　在护士长领导下和上级护士指导下，负责分管危重患者的护理工作。

5.2.3.2　能承担代组长/组长职责，落实整体护理和小组责任制，指导下级护士完成各项护理工作。

5.2.3.3　落实并监督基础护理、专科护理、安全护理，评估并制订护理计划，开护嘱评价质量和结局。

5.2.3.4　参与并指导急危重患者的抢救，能够排除各种仪器的故障，熟悉仪器的性能。

5.2.3.5　能够与医生一起共同确定并及时调整护理级别。

5.2.3.6　前瞻性识别不安全因素，指导下级护士采取有效的预防措施，落实二级质控，质控病历，督促、检查核心制度的落实。

5.2.3.7　主持护理疑难病例讨论，参与专科护理查房、护理会诊。

5.2.3.8　参与科室管理工作，组织或参与修改科室工作流程。

5.2.3.9　组织策划教学活动并在其中发挥积极作用，承担下级护士的临床教学任务。

5.2.3.10　能按要求完成急危重护理个案并进行分享。

5.2.3.11　承担临床二线值班和一线值夜班。

5.2.3.12　参与护理新技术及业务发展，参与护理科研立项或撰写论文，发表专利或新技术。

5.2.3.13　能组织或实施个性化或集体健康教育。

5.2.3.14　合理分配时间及时完成本阶段培训计划并通过考核。

5.2.4　初级责任护士（助产士，N2级）

5.2.4.1　落实各班的岗位职责，独立完成病情较重患者的护理工作。

5.2.4.2　协助医生进行急危重患者抢救，负责科室仪器、设备、物品维护保养。

5.2.4.3　按护理文书规范完成护理记录，及时检查审核下级护士的护理记录。

5.2.4.4　参与专科护理查房，完成疑难病例个案并进行分享，完成较重患者的床边综合能力考核。

5.2.4.5　参与科室护理管理工作，协助护士长和组长做好科室持续质量改进工作，参与修改科室工作流程。

5.2.4.6　承担实习、进修、院内在职护士培训，参与临床带教任务，完成带教老师培训。

5.2.4.7　做好本病区消毒隔离、职业防护工作，预防职业感染发生。

5.2.4.8　承担临床二线值班和一线值夜班。

5.2.4.9　积极参与医院和科室的各项活动。

5.2.4.10　参与或主持科室护理业务学习并在其中发挥积极作用。

5.2.4.11　合理分配时间及时完成本阶段培训计划并通过考核。

5.2.5　初级责任护士（助产士，N1级）

5.2.5.1　熟练完成各项基础护理和部分专科护理工作，独立完成各班工作，完成分管病情较轻患者的护理。

5.2.5.2　准确执行医嘱，正确实施治疗、用药和护理措施，并观察和记录患者的反应，书写所管患者护理记录。

5.2.5.3　参加护理查房、重危患者护理会诊和护理个案讨论，完成常见病例护理个案积累。

5.2.5.4　参与急危重患者抢救配合；熟练地保养、使用各种急救器械及药品。

5.2.5.5　参与临床教学活动，协助上级护士完成带教工作。

5.2.5.6　参加临床一线值班，独立完成夜班及特殊专科班种的准入。

5.2.5.7　知晓不良事件处理流程及报告制度，熟知各项常用应急预案及突发事件的处理，能执行危急值报告处理流程。

5.2.5.8　积极参与院内及科内团队活动。

5.2.5.9　参与科室管理工作。

5.2.5.10　参与科室护理业务学习并在其中发挥积极作用。

5.2.5.11　合理分配时间及时完成本阶段培训计划并通过考核。

5.2.6　助理护士（N0级）

5.2.6.1　按照岗位职责完成本职工作，在上级护士指导下参与病情较轻患者的护理，并及时向上级护士汇报。

5.2.6.2　在上级护士指导下规范执行各项基础护理操作。

5.2.6.3　参与科室管理工作。

5.2.6.4　学会各项护理风险评估、常用仪器设备的使用。

5.2.6.5　知晓不良事件处理及报告流程，熟知各项常用应急预案及突发事件的处理，正确执行危急值报告处理流程。

5.2.6.6　参加临床一线值班，通过夜班准入考核。

5.2.6.7　完成0～3个月岗前培训清单，通过岗前培训考核。

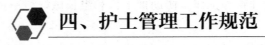

四、护士管理工作规范

1 目的

明确护士的职责和角色，确保护士认识自身的权利、责任及义务，并保障患者的权益。

2 通用范围

全院护理人员。

3 内容

3.1   正确理解护士角色的法定身份：护士指经执业注册取得护士执业证书，依照本条例规定从事护理活动，履行保护生命、减轻痛苦、增进健康职责的卫生技术人员。

3.2   护士应认识自身权利、责任及义务

3.2.1   护士执业是国家赋予护士的权利。

3.2.2   护士依法履行职责，受法律保护。

3.2.3   护士应当依照《护士条例》规定从事护理活动。

3.2.4   护士执业应当遵守法律法规、规章和诊疗技术规范的规定。

3.2.5   护士发现医嘱违反法律法规、规章或诊疗技术规范规定的，应当及时向开医嘱的医师反馈；必要时向上级报告。

3.2.6   护士有义务参与公共卫生和疾病预防控制工作。护士必须服从工作安排，参加医疗救护。

3.2.7   护士应积极参加志愿服务。

3.3   护士应当尊重、关心、爱护患者，保护患者隐私。

3.4   医院建立护士岗位责任制并进行监督检查。

3.5   按照《护士条例》精神，加强护理队伍建设。

3.6   执行国家有关工资、福利待遇等规定，按照国家有关规定为在本机构从事护理工作的护士足额缴纳社会保险费用，保障护士获得与其提供的专业技术、服务相当的工作和生活条件。

4 参考资料

4.1 《护士条例》

 五、临床护士分层级管理制度

1 目的

落实护理人员分层次使用，完善绩效考核，实现护士能级对应管理。

2 通用范围

全院护理单元。

3 定义

是指根据护理人员的能级，实行分层级管理，履行岗位职责，给予相应待遇，确保护理质量。

4 内容

4.1　组织管理

4.1.1　成立护士分层级管理领导小组，由分管副院长担任组长，护理部主任、财务与资产管理部主任，以及人力资源部主任担任副组长，成员由护理部副主任、科护士长及各病区护士长组成。负责全院各层级护理人员资质审核，并组织落实，定期督导检查、分析，并持续改进。

4.1.2　成立各层级管理小组，由教育护士长担任各层级管理小组组长，成员由病区护士长、教育护士、专科护士、研究护士组成。负责修订各层级护士岗位职责、培训与晋升要求、评价与审核方法，并参与实施。

4.2　根据能级对应的原则，以护士专业能力及技术水平为主要指标，结合护士的学历、职称、专业工作年限等，将临床护理岗位划分为N0～N6七个技术等级共14档，实行专科护士（N5、N6）、高级责任护士（N3、N4）、初级责任护士（N1、N2）、助理护士（N0）分层级管理。

4.3　根据各层级护士的任职条件、岗位职责和《广东护士核心才能进阶2017版修改版》制定各层级护士的培训模块及晋升要求。

4.4　建立各层级护士晋级标准、晋级的评价方法与审核流程。

4.5　建立不同岗位和层级的岗位说明书。落实岗位责任制，充分发挥不同层级护士的作用。

4.6　各级护理人员按照层级职责要求进行工作，下级护士不经授权不得单独从事上级护士的工作，当下级护士缺如或人数不足时，上级护士必须从事下级护士的工作。

4.7　建立临床护理晋级体系与护理管理晋级体系之间的对等关系。护士长及以上管理岗位原则上从N3级及以上护士岗位中产生。

4.8　区护士长及以上管理岗位可通过民主推荐及测评产生，经院长办公会和党委会同意后聘任；专科护士、研究护士、教育护士等临床护理岗位，可通过公布条件、公开遴选后择优聘任。

4.9　教育护士、护理组长，原则上由N3高级责任护士或专科护士担任。受人力局限，教育护士及护理组长也可从N2-3档护士中遴选。

4.10　医院临床护士队伍较合理的比例构成建议为（N6＋N5）：（N4＋N3）：N2：N1比例为1：3：5：7，争取达到1：4：6：5。

4.11　不同层级护士的待遇与其岗位能力、风险责任、工作量相匹配。

4.12　实行动态管理、资质审核，条件符合者予以晋级（或晋档），不符合者不予晋级（或晋档），层级不达标者不能晋升相应职称，任期内任职条件发生变化或未尽职责者，给予降低一级岗位。

5　参考资料

5.1　《卫生部关于实施医院护士岗位管理的指导意见》（卫医政发〔2012〕30号）

5.2　《广东省医疗卫生机构护士（助产士）岗位管理指导意见》（粤卫函〔2013〕936号）

6　附件

6.1　各层级护士晋级标准

各层级护士晋级标准

1.　晋升N0级护士

1.1　晋升条件

1.1.1　完成0～3个月岗前培训课程且各项考核合格。

1.1.2 通过执业注册。

1.1.3 完成夜班准入考核，能单独上岗。

1.1.4 N0级护士进阶综合能力评价≥80分。

1.1.5 任期内无违反医院规定及规章制度及通报处罚。

1.1.6 一年内病假或事假累计假期≤90天。

1.2 N0级护士分3档，晋档要求

1.2.1 N0-1：工作≥6个月，且N0级综合能力评价≥80分。

1.2.2 N0-2：工作≥1年，且N1级综合能力评价≥70分。

1.2.3 N0-3：工作≥2年，且N1级综合能力评价≥80分。

2. 晋升N1级护士

2.1 晋升条件

2.1.1 完成3年规范化培训课程且各项考核合格。

2.1.2 N1级护士进阶综合能力评价≥90分。

2.1.3 任期内无违反医院规定及规章制度及通报处罚。

2.1.4 一年内病假、事假累计假期≤90天。

2.2 N1级护士分2个档，晋档要求

2.2.1 N1-1：晋升为N1级护士满一年，且N1级综合能力评价≥90分。

2.2.2 N1-2：晋升为N1级护士满两年，且N2级综合能力评价≥80分。

3. 晋升N2级护士

3.1 晋升申报条件

3.1.1 完成N2级培训课程且各项考核合格。

3.1.2 N2级护士进阶综合能力评价≥90分。

3.1.3 获得护师及以上专业技术职称。

3.1.4 任期内无违反医院规定及规章制度及通报处罚。

3.1.5 一年内病假、事假累计假期≤90天。

3.2 N2级护士分3档，晋档要求

3.2.1 N2-1：晋升为N2级护士满一年，且N2级综合能力评价≥90分。

3.2.2 N2-2：晋升为N2级护士满两年，且N3级综合能力评价≥70分。

3.2.3 N2-3：晋升为N2级护士满三年，且N3级综合能力评价≥80分。

4. 晋升N3级护士

4.1 晋升申报条件

4.1.1 完成N3级培训课程且各项考核合格。

4.1.2 N3级护士进阶综合能力评价≥90分。

4.1.3 本科及以上学历必须通过主管护师职称考试并从事临床护理工作8年及以上，

中专及以上学历必须通过护师职称聘任并从事临床护理工作12年及以上。

4.1.4 任期内无违反医院规定及规章制度事件，无通报处罚。

4.1.5 一年内病假、事假累计假期≤90天。

4.2 N3级护士分2档，晋档要求

4.2.1 N3-1：晋升为N3级护士满一年，且N3级综合能力评价≥90分。

4.2.2 N3-2：晋升为N3级护士满两年，且N4级综合能力评价≥80分。

5. 晋升N4级护士

5.1 晋升申报条件

5.1.1 完成N4级培训课程且各项考核合格。

5.1.2 本科及以上学历必须获得院内专科护士、教育护士、研究护士聘任并从事临床护理工作10年及以上，大专及以上学历必须通过副主任护师聘任并从事临床护理工作15年及以上。

5.1.3 任期内无违反医院规定及规章制度事件，无通报处罚。

5.1.4 一年内病假、事假累计假期≤90天。

5.2 N4级护士分2个档，晋档要求

5.2.1 N4-1：晋升为N4级护士满一年，且N4级进阶综合能力评价≥90分。

5.2.2 N4-2：晋升为N4级护士满两年，且N5级护士进阶综合能力评价≥80分。

6. 晋升N5级护士

6.1 晋升申报条件

6.1.1 完成N5级培训课程且各项考核合格。

6.1.2 N5级护士进阶综合能力评价≥90分。

6.1.3 具有全日制护理专业本科及以上学历，通过副主任护师以上职称聘任，从事临床护理工作15年及以上，专科护理工作10年及以上，并通过医院专科护士聘任。

6.1.4 任期内无违反医院规定及规章制度事件，无通报处罚。

6.1.5 一年内病假、事假累计假期≤90天。

7. 晋升N6级护士

7.1 晋升申报条件

7.1.1 接受省专科护理发展委员会认证的国内外专科护理文凭课程的规范教育，并获得省专科护理发展委员会认证的专科护士资质。

7.1.2 具有护理专业硕士以上学位，获得副主任护师以上职称并经医院聘任。

7.1.3 N5级护士进阶综合能力评价≥90分。

7.1.4 任期内无违反医院规定及规章制度事件，无通报处罚。

7.1.5 一年内病假、事假累计假期≤90天。

6.2 护士层级进阶流程图（图2-5-1）

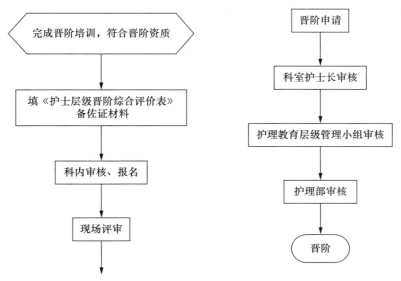

图 **2-5-1** 护士层级晋级流程图

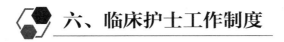

六、临床护士工作制度

1 目的

指导护士有序地开展护理工作，完成护理工作任务。

2 通用范围

全院护理单元。

3 内容

3.1 按照护理程序开展护理工作

3.1.1 护士对患者进行系统护理评估，密切观察患者的生命体征、疼痛情况及病情变化，及时发现护理问题，制订护理计划，正确实施治疗及护理措施，观察患者的反应，及时进行护理效果评价，改善患者结局。

3.1.2 根据患者病情和生活自理能力提供照顾和帮助。

3.1.3 提供护理相关的健康指导。

3.2　实施整体护理工作模式

3.2.1　原则上，每一位注册护士都是责任护士，责任护士应该有独立完成工作的能力。

3.2.2　所有责任护士都应分管一定数量的患者。每位护士平均负责患者数≤8人，使患者得到更优质更安全的护理。

3.2.3　按层级实行小组责任制整体护理，尽量固定由责任护士完成所分管床位患者的护理工作；责任组长管理一定数量的危重症患者，并为本组护理人员提供技术指导和质量监控。

3.2.4　各小组按护士层级合理配置人力，保证各项护理工作落实到位。

3.2.5　及时、真实、准确地书写护理记录，做好交接班。

3.3　实行临床护士床边工作制和记录制

配置流动的床边护理工作站（车），实现常态情况下在病房及患者身边工作的临床护士工作模式。保证护士能够及时观察、发现患者病情变化，并有效处理。建立护士床边电脑工作站，实施床边记录，保证护理记录的即时和动态。

3.4　建立高级护理实践工作模式

护士长、高级责任护士、专科护士等通过直接管理患者，以及查房、会诊、专科护理门诊等方式进行高级护理实践活动，提升专科护理能力。

3.5　遵循质控前移的临床三级质控模式

责任护士、组长和护士长组成质控网络，通过"三级查房"实现"三级质控"，确保护理工作过程动态质控。通过质控前移，及时发现或前瞻性预测护理风险，保证护理工作安全和质量。

4　参考资料

4.1　《广东省护理管理工作规范（第4版）》

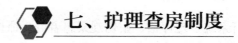

七、护理查房制度

1　目的

充分发挥上级护士的指导作用，及时发现并解决护理管理、护理教学、临床现存或潜在的护理问题。

2　通用范围

全院护理单元。

3　内容

3.1　护理行政查房

3.1.1　查房内容

重点检查有关护理管理、人力资源管理、护理质量管理、护理教育管理、工作模式、岗位管理、规章制度执行情况、患者满意度、护理工作计划执行及护理教学情况。

3.1.2　查房方法

3.1.2.1　由护理部主任组织的查房，必须由科护士长、区护士长、护理组长、护理部干事参加，每月1次以上。

3.1.2.2　由科护士长组织的查房，必须由各病区护士长、护理组长参加，每月1次以上。

3.1.3　行政查房后，要有查房记录，并指定专人跟进工作落实情况。

3.2　护理三级业务查房

3.2.1　查房对象

所有患者。重点对象是病危/病重患者、三四级手术患者、护理效果不佳或有潜在安全意外事件（如跌倒、坠床、压疮、走失、自杀等）的高危患者。

3.2.2　查房内容

3.2.2.1　一级查房（责任护士查房）

责任护士系统巡视、检查所管患者的全面情况。对危重、疑难等特殊病例，及时报告上级护士和医师，必要时提出上级查房申请。

3.2.2.2　二级查房（组长查房）

系统了解本组患者的病情、医嘱护嘱执行情况及治疗护理效果；对新患者、危重疑难患者、治疗效果不佳的患者进行重点检查与讨论，指导下级护士工作；检查本组责任护士所管患者的护理记录，及时审阅、修改、签名等。

3.2.2.3　三级查房（护士长/专科护士查房）

了解本病区新患者、危重疑难患者、治疗效果不佳的患者的病情及护理措施落实情况，指导、帮助组长、责任护士解决疑难病例现存或潜在的护理问题；抽查医嘱护嘱执行情况、护理措施落实情况及护理记录书写质量，及时审阅、修改、签名。对于查房中出现的疑难护理问题或护理新知识和新技术，可以组织专题的学习讨论。

3.2.3 查房周期

一级查房每班查1次，二三级查房每天查1次以上。三级查房每周至少1次。

3.2.4 查房方法

3.2.4.1 查房前准备

查房护士熟悉患者病情，认真准备好病历、查房用具，告知患者与家属查房目的并取得其配合。

3.2.4.2 查房站位

责任护士推查房车在前，护理组长、护士长、专科护士、其他护士、实习护士依次进入。三级查房者站在患者右侧靠近床头处，二级查房者根据情况选择站位，一级责任护士站在患者左侧靠近床头处，其余人员按照层级由高至低站于床尾。

3.2.4.3 查房程序

由责任护士向上级护士汇报目前存在的护理问题、采取的护理措施及取得的护理效果，提出护理难点问题，上级护士做必要的检查、分析，根据患者情况和护理问题提出指导意见。由下级护士在护理记录中书写查房记录，并注明"护士长查房""专科护士×××查房""护理组长×××查房"，上级护士必须确认记录执行情况并签名。

3.3 教学查房

3.3.1 临床护理技能查房

由带教老师组织，护士与护生参加，由有经验的护士通过演示、录像、现场操作等形式进行基础或专科的护理操作规程、临床操作技能技巧、优质护理病例展示和健康教育实施方法等的教学示范，不同层次的护士均可成为教师角色。

3.3.2 典型护理案例查房

由临床科室的高级责任护士及以上人员或带教老师组织护理教学活动，每月1次以上。选择典型病例，提出查房的目的和预计达到的教学目标。运用护理程序的方法，通过收集资料、确定护理问题、制订护理计划、实施护理措施、反馈护理效果等过程进行学习与讨论，帮助护士、护生掌握护理程序的思维方法，进一步理解专业理论知识，达到在教与学的过程中规范护理流程、了解新理论、掌握新进展的目的。

3.3.3 临床教学查房

由带教老师负责组织，护士与护生参加，查房重点为护理基础知识与理论，根据实习护生的需要确定查房的内容和形式。如操作演示、案例点评、病例讨论等。围绕护生在临床工作中的重点和难点，每月进行1~2次的临床带教查房。

4 参考资料

4.1 《广东省护理管理工作规范（第4版）》

5 附件

5.1 护理三级业务查房流程（图2-7-1）

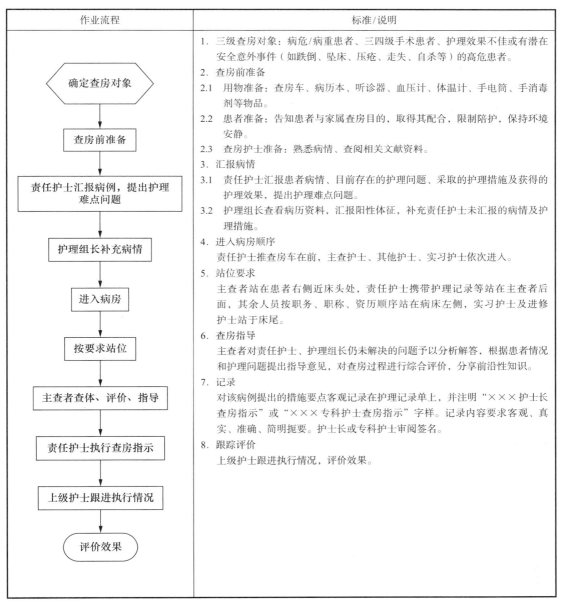

作业流程	标准/说明
确定查房对象 查房前准备 责任护士汇报病例，提出护理难点问题 护理组长补充病情 进入病房 按要求站位 主查者查体、评价、指导 责任护士执行查房指示 上级护士跟进执行情况 评价效果	1. 三级查房对象：病危/病重患者、三四级手术患者、护理效果不佳或有潜在安全意外事件（如跌倒、坠床、压疮、走失、自杀等）的高危患者。 2. 查房前准备 2.1 用物准备：查房车、病历本、听诊器、血压计、体温计、手电筒、手消毒剂等物品。 2.2 患者准备：告知患者与家属查房目的，取得其配合，限制陪护，保持环境安静。 2.3 查房护士准备：熟悉病情、查阅相关文献资料。 3. 汇报病情 3.1 责任护士汇报患者病情、目前存在的护理问题、采取的护理措施及获得的护理效果，提出护理难点问题。 3.2 护理组长查看病历资料，汇报阳性体征，补充责任护士未汇报的病情及护理措施。 4. 进入病房顺序 责任护士推查房车在前，主查护士、其他护士、实习护士依次进入。 5. 站位要求 主查者站在患者右侧近床头处，责任护士携带护理记录等站在主查者后面，其余人员按职务、职称、资历顺序站在病床左侧，实习护士及进修护士站于床尾。 6. 查房指导 主查者对责任护士、护理组长仍未解决的问题予以分析解答，根据患者情况和护理问题提出指导意见，对查房过程进行综合评价，分享前沿性知识。 7. 记录 对该病例提出的措施要点客观记录在护理记录单上，并注明"×××护士长查房指示"或"×××专科护士查房指示"字样。记录内容要求客观、真实、准确、简明扼要。护士长或专科护士审阅签名。 8. 跟踪评价 上级护士跟进执行情况，评价效果。

图2-7-1 三级业务查房流程图

5.2 护理教学查房（案例查房）流程（图2-7-2）

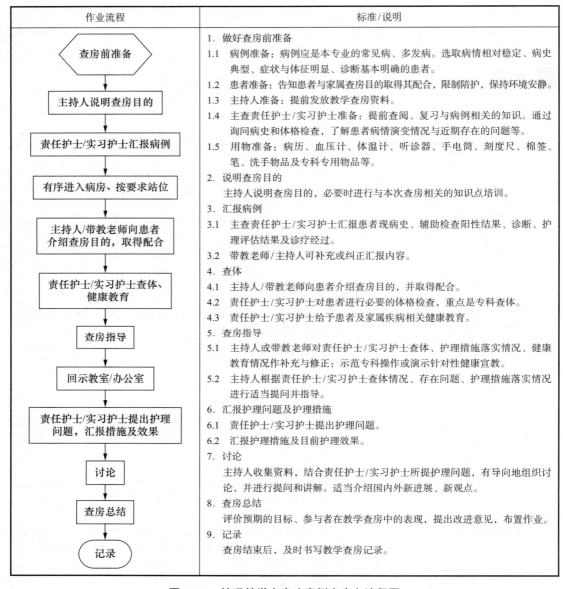

作业流程	标准/说明
查房前准备 → 主持人说明查房目的 → 责任护士/实习护士汇报病例 → 有序进入病房、按要求站位 → 主持人/带教老师向患者介绍查房目的，取得配合 → 责任护士/实习护士查体、健康教育 → 查房指导 → 回示教室/办公室 → 责任护士/实习护士提出护理问题，汇报措施及效果 → 讨论 → 查房总结 → 记录	1. 做好查房前准备 1.1 病例准备：病例应是本专业的常见病、多发病。选取病情相对稳定、病史典型、症状与体征明显、诊断基本明确的患者。 1.2 患者准备：告知患者与家属查房目的取得其配合，限制陪护，保持环境安静。 1.3 主持人准备：提前发放教学查房资料。 1.4 主查责任护士/实习护士准备：提前查阅、复习与病例相关的知识。通过询问病史和体格检查，了解患者病情演变情况与近期存在的问题等。 1.5 用物准备：病历、血压计、体温计、听诊器、手电筒、刻度尺、棉签、笔、洗手物品及专科专用物品等。 2. 说明查房目的 主持人说明查房目的，必要时进行与本次查房相关的知识点培训。 3. 汇报病例 3.1 主查责任护士/实习护士汇报患者现病史、辅助检查阳性结果、诊断、护理评估结果及诊疗经过。 3.2 带教老师/主持人可补充或纠正汇报内容。 4. 查体 4.1 主持人/带教老师向患者介绍查房目的，并取得配合。 4.2 责任护士/实习护士对患者进行必要的体格检查，重点是专科查体。 4.3 责任护士/实习护士给予患者及家属疾病相关健康教育。 5. 查房指导 5.1 主持人或带教老师对责任护士/实习护士查体、护理措施落实情况、健康教育情况作补充与修正：示范专科操作或演示针对性健康宣教。 5.2 主持人根据责任护士/实习护士查体情况、存在问题、护理措施落实情况进行适当提问并指导。 6. 汇报护理问题及护理措施 6.1 责任护士/实习护士提出护理问题。 6.2 汇报护理措施及目前护理效果。 7. 讨论 主持人收集资料，结合责任护士/实习护士所提护理问题，有导向地组织讨论，并进行提问和讲解。适当介绍国内外新进展、新观点。 8. 查房总结 评价预期的目标、参与者在教学查房中的表现，提出改进意见，布置作业。 9. 记录 查房结束后，及时书写教学查房记录。

图2-7-2 护理教学查房（案例查房）流程图

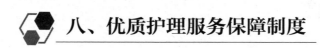

八、优质护理服务保障制度

1 目的

保障优质护理服务落到实处。

2 通用范围

全院。

3 内容

3.1　建立院长为第一责任人，医务部、护理部、人力资源部、药剂科、总务办公室、信息统计室、医学装备科、财务与资产管理部等相关科室负责人为成员的领导小组。

3.2　后勤部门及辅助科室提供后勤支持与保障服务，如供应室、药剂科、总务办公室、临床支持中心等临床支持保障系统提供下收下送下修服务，减少护士从事非临床护理工作。

3.3　护士配备和人力配置应遵循护理岗位属性、类别、级别及收治患者病情、护理需求等原则，弹性排班，落实责任制。

3.3.1　基于护理工作量、配置护士，满足护理工作需求。

3.3.2　合理配置护理员，护理员持证上岗。

3.4　重视人文环境的建设，对护士落实人文关怀。每年进行护士执业环境调查，使护士能够获得与其从事的护理工作相适应的卫生防护与医疗保健服务。

3.5　护理工作所需的必备仪器、设备等落实到位，必要时为科室增加护理辅助用具，仪器设备处于完好状态，有故障处理流程及预案。

3.6　建立信息系统为临床护理服务提供支持，如护士工作站、移动护理工作站、医护移动扫码终端（Personal Digital Assistant，PDA）等。

3.7　护士实行同工同酬，并享有相同的福利待遇和社会保险，定期开展护士对本职工作满意度调查，切实提高护士对本职工作满意度。

4 参考资料

4.1　《医院实施优质护理服务工作标准（试行）》的通知（卫医政发〔2010〕108号）

九、优质护理服务考评激励制度

1 目的

调动护士积极性，落实优质护理服务。

2 通用范围

全院护理人员。

3 内容

3.1 开展星级服务，每季度进行星级考评，戴星上岗，按不同的星级进行奖励。

3.2 开展绩效考核。体现责任大、风险高岗位的工作价值，促进高年资护士切实发挥其作用。

3.3 开展护理创新竞赛、护理老师授课比赛、护理亮点展示、个案分享、品管圈、站点式护理综合技能竞赛等活动，对获奖者进行奖励。

3.4 在每年的"5·12"国际护士节评选优秀护士，对优秀护士进行表彰奖励。

3.5 每年评选优质护理服务病区，对优秀病区给予表彰奖励。

3.6 对好人、好事、先进个人和集体等进行宣传，营造积极氛围。

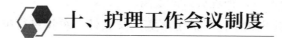

十、护理工作会议制度

1 目的

规范护理工作会议管理。

2 通用范围

全院护理人员。

3 内容

3.1 护理部例会制度

3.1.1 每周召开1次，由护理部主任主持，参加人员为护理部的全体人员。

3.1.2 主要内容：汇报及总结上周工作任务完成情况，布置本周工作任务；传达医院会议或工作的要求。护理部主任提出工作的重点和任务要求。

3.2 科护士长例会制度

3.2.1 每季度召开1次，由护理部主任主持，参加人员为护理部的全体人员、科护士长。

3.2.2　主要内容：研究讨论护理工作计划和有关护理工作的决策；科护士长汇报护理工作开展情况，目前主要存在的问题以及解决问题的措施和建议，科间需要沟通协调的事项；对存在较为严重的护理质量事件进行通报和讨论处理结果。护理部主任布置近期工作安排并提出具体要求。

3.3　全院护士长例会

3.3.1　每季度至少召开1次，由护理部主任主持，参加人员为各临床科室护士长和护理骨干。

3.3.2　主要内容：传达上级指示、总结护理工作、布置工作计划。分析讲评护理质量，护理不良事件分析和疑难护理问题讨论；介绍护理管理经验，交流护理管理信息。

3.4　片区护士长例会

3.4.1　每季度至少召开1次，由分管护理部主任/科护士长主持，参加人员为本片区各临床科室护士长。

3.4.2　主要内容：科护士长总结和布置本科工作计划；传达上级会议精神，分析本片区的护理缺陷、亟须解决的问题及病区间需要沟通协调的事项，汇报专科护理工作情况。

3.5　全院护士大会

3.5.1　每年召开1次，由护理部主任主持，参加人员为院领导和相关职能科室领导、全院护士。

3.5.2　主要内容：总结年度工作，部署工作计划、任务及目标，表彰先进集体和个人。

3.6　临床科室护士例会

3.6.1　每月1次，由临床病区护士长主持，全体护理人员参加。

3.6.2　主要内容：传达护理部工作计划和要求；总结护理工作，分析讲评护理质量、护理教育、护理不良事件，疑难护理问题讨论；表扬好人好事，布置工作任务等。

4　参考资料

4.1　《广东省护理管理工作规范（第4版）》

十一、请示报告制度

1 目的

规范请示报告管理。

2 通用范围

全院护理单元。

3 内容

3.1 重大抢救及特殊病例

3.1.1 报告范围

3.1.1.1 涉及灾害事故、突发事件、重大交通事故、大批中毒、甲类传染病（2小时内上报）及乙类传染病（24小时内上报）、必须动员力量抢救的危重患者等。

3.1.1.2 知名人士、外籍及境外人士的抢救。

3.1.1.3 本院职工的住院及抢救。

3.1.1.4 涉及医疗纠纷或严重并发症患者的医疗抢救。

3.1.1.5 大型活动和其他特殊情况下的患者抢救。

3.1.1.6 收治有自杀迹象患者、精神病患者及涉及法律、政治问题的患者。

3.1.2 报告内容

3.1.2.1 灾害事故、突发事件的发生时间、地点、伤亡人数及分类，伤亡人员姓名、年龄、性别、致伤及病亡的原因、病情预后及抢救情况。

3.1.2.2 特殊病例患者姓名、性别、年龄、诊断、治疗、抢救措施、目前情况、预后等。

3.1.3 报告程序和时限

参加抢救的医务人员应立即向科室领导和医院有关部门报告；参加院前及特殊抢救的医务人员向医务部、护理部报告；医务部、护理部接到报告后应10分钟内向分管院领导报告。

3.2 护理不良事件、医院感染暴发以及其他严重影响患者安全的问题。

3.3 贵重器材损坏或毒、麻、精神药品丢失，以及发现成批药品、医疗用品质量问题等。

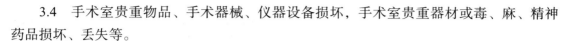

3.4　手术室贵重物品、手术器械、仪器设备损坏，手术室贵重器材或毒、麻、精神药品损坏、丢失等。

3.5　购买较贵重的护理仪器、用具及侵入性的护理用品。

3.6　首次开展护理新技术和创新护理用具首次在临床应用。

3.7　增补、修改护理规章制度、技术操作常规、文书书写表格等。

3.8　护士长因事外出或因公出差，参加国内外进修、学习、学术会议等。

3.9　科室接收非常规来院进修、参观的护理人员等。

3.10　护士发生职业暴露或其他护理工作方面的重大问题。

4 参考资料

4.1　《广东省护理管理工作规范（第4版）》

第三章　护理人力资源管理制度

一、紧急状态下护士人力调配制度

1　目的

为保证各种紧急状况下护理人员及时到位，提高突发事件应急处理能力。

2　通用范围

全院护理单元。

3　定义

紧急状态下护士人力调配指护理单元因各种原因（突发公共卫生事件以及其他影响医院正常工作秩序的事件）导致护理人员暂时短缺时，能快速调配护理人力。

4　内容

4.1　在紧急状态下全院护士长、护士必须无条件服从医院、护理部调配。

4.2　护理部成立应急护理小组，应急护理小组由医院统一指挥，由护理部协调组织和安排。

4.3　护理部对相关人员进行应急培训和演练：每年组织培训和演练各1次。

4.4　应急人员必须保持通信工具24小时通畅，不得随意调班，接应急通知后，必须在15分钟内到达现场。

4.5　各级护理管理人员如需外出，应上报上一级负责人，并指定代理人。

4.6　凡遇突发事件，按流程逐层上报，并做好记录。

5　参考资料

5.1　《护士条例》

5.2 《广东省护理管理工作规范（第4版）》

5.3 《广东省三级综合医院评审标准（2020版）》

6　附件

6.1　护理人力资源应急调配预案

护理人力资源应急调配预案

为了更好地配合医疗急救工作，确保紧急状态下能迅速协调、调配护理人员，制订护理人力资源应急调配预案。

1. 调配范围

1.1 需大量人员的应急事件或持续时间较长的应急事件，如遇到突发公共卫生事件等。

1.2 重大传染病疫情、群体不明原因疾病、重大食物和职业中毒、突发重大伤亡事故及其他严重影响公众健康的紧急医疗抢救。

1.3 特殊急危重症患者护理。

2. 调配要求

2.1 在以上情况发生时，各病区要以大局为重，服从医院和护理部的统一调配，不得以任何理由推诿、拒绝。

2.2 护理部负责对护理应急调配组成员进行相关知识培训，以提高护理人员的理论知识和实践技能。

2.3 应急小组人员工作期间必须向护理部汇报工作进程，遇到困难及时与护理部联系，工作完毕接到撤离通知后方可撤离。

3. 调配程序

3.1 护士—病区护士长—科护士长—护理部—分管副院长。

3.2 情况紧急时，可根据具体情况直接通知相关人员或邻近科室人员请求援助。护理部与护理应急调配组成员长期保持联络通畅。遇到紧急情况时，护理部主任直接与护士长联系，安排可调配人员及时、有效上岗。

6.2 紧急情况下护理人力资源调配流程（图3-1-1）

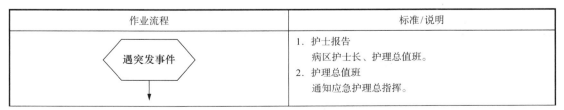

作业流程	标准/说明
遇突发事件	1. 护士报告 　病区护士长、护理总值班。 2. 护理总值班 　通知应急护理总指挥。

图3-1-1　紧急情况下护理人力资源调配流程图

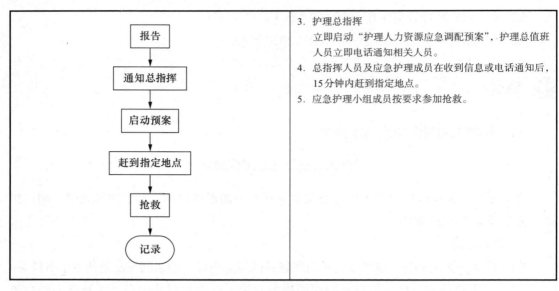

3. 护理总指挥
立即启动"护理人力资源应急调配预案",护理总值班人员立即电话通知相关人员。

4. 总指挥人员及应急护理成员在收到信息或电话通知后,15分钟内赶到指定地点。

5. 应急护理小组成员按要求参加抢救。

图 3-1-1 （续）

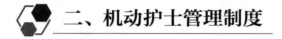

二、机动护士管理制度

1 目的

为实现护理人力资源合理配置,确保护理质量与安全。

2 通用范围

全院护理单元。

3 内容

3.1　设立医院机动护士库。

3.2　机动护士入库条件:大专及以上学历,具有护士执业资格,护师以上职称,完成规范化培训并考核合格,且工作表现良好、热爱护理工作、具有奉献精神。

3.3　护理部直接管理机动护士,统一进行培训和调配。

3.4　机动护士及所在科室护士长必须无条件服从医院、护理部调配。

3.5　机动护士考勤管理、绩效工资由用人科室负责。

4 参考资料

4.1 《广东省护理管理工作规范（第4版）》

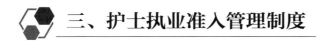

三、护士执业准入管理制度

1 目的

规范护士岗位准入条件及执业行为，实施护士执业准入管理。

2 通用范围

全院护理单元。

3 定义

护士执业准入指护士在从事护理工作时，应具备的岗位准入条件及应获得的执业资格。

4 内容

4.1 护士执业准入

4.1.1 护士应当经正规执业注册取得护士执业证书。

4.1.2 护士注册条件：取得护理专业全日制学历证书；通过国务院卫生主管部门组织的护士执业资格考试；符合国务院卫生主管部门规定的健康标准。

4.1.3 受聘于本院的护士，必须向上级卫生主管部门提出申请护士执业注册。

4.1.4 护士执业注册有效期为5年。护士在其执业注册有效期内变更执业地点的，应当向上级卫生主管部门报告，办理变更手续。

4.1.5 注册护士必须经过本院岗前培训，考核合格后方可上岗。在本院从事护理专业技术工作，包括基础护理工作和专科护理工作。

4.1.6 参照省卫生行政部门有关规定执行。

4.2 护士执业二级准入

护士执业二级准入包括夜班护士准入、专科护士准入、特殊护理岗位专业护士准入。

4.2.1　夜班护士准入

夜班护士准入由医院制定实施方案，并具体组织实施。注册护士必须在本院从事护理工作至少3个月，并在上级护士指导下参加夜班不得少于10次，参加护理部组织的相关理论、专业技术和夜班能力考核，成绩合格者，经护理教育科研管理委员会审核准入后，方可独立从事夜班护士工作。

4.2.2　专科护士准入

获得院内、院外专科护士培训证书后在本专科领域从事高级临床护理实践一年以上。专科护士核心能力评价≥80分，完成专科个案护理≥3例；撰写论文（含发表、学术大会宣读、医院交流）≥1篇，主持科研立项/发明专利≥1项/2年。经医院专科护理发展管理委员会审核、医院聘用后方可准入。

4.2.3　特殊护理岗位包括急诊、重症监护、血液净化、手术、助产、新生儿岗位。

4.2.3.1　特殊岗位专业护士教育训练方案和内容：参照《专业护士核心能力建设指南》。

4.2.3.2　急诊专业护士准入

经过院前急救及急诊专科培训合格的注册护士，并有两年以上临床护理工作经验，完成《专业护士核心能力建设指南》急诊专业部分培训，并考核合格。

4.2.3.3　ICU专业护士准入

接受3～6个月ICU专业培训合格的注册护士，并有两年以上临床护理工作经验，完成《专业护士核心能力建设指南》ICU专业部分培训，并考核合格。

4.2.3.4　血液净化专业护士准入

在血液净化中心培训满3个月，经过血液净化的基本治疗操作考试合格并有5年以上临床护理工作经验的注册护士。完成《专业护士核心能力建设指南》血液净化专业部分培训，并考核合格。

4.2.3.5　手术室专业护士准入

经过不少于6个月的手术室专业培训合格的注册护士。完成《专业护士核心能力建设指南》手术室专业部分培训，并考核合格。

4.2.3.6　产科助产士准入

经过3～6个月的助产专业技术培训，并考核合格；取得县级卫生行政主管部门认可的母婴保健技术考试合格证书。完成《专业护士核心能力建设指南》助产专业部分培训，并考核合格。

4.2.3.7　新生儿专业护士准入

经过3～6个月新生儿（NICU）专业培训并考核合格的注册护士，并接受新生儿专业相关知识、技能的再培训并考核合格。

4.2.3.8　以上特殊岗位护士经医院护理专科发展委员会审核准入后，方可独立从事相应岗位护士工作，并享受相关岗位待遇。

5 参考资料

5.1　《护士条例》

5.2　《广东省护理管理工作规范（第4版）》

6 附件

6.1　护士执业准入流程图（图3-3-1）

6.2　夜班护士准入流程图（图3-3-2）

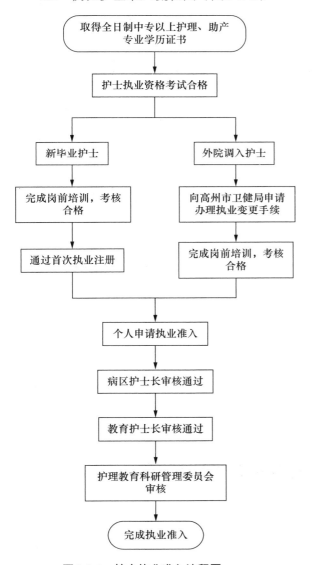

图3-3-1　护士执业准入流程图

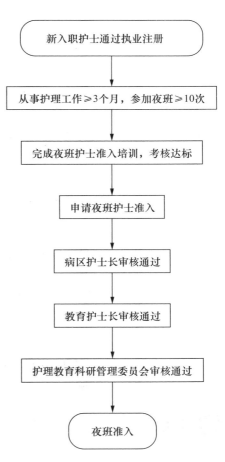

图3-3-2　夜班护士准入流程图

6.3　特殊岗位护士准入流程图（图3-3-3）

6.4　专科护士准入流程图（图3-3-4）

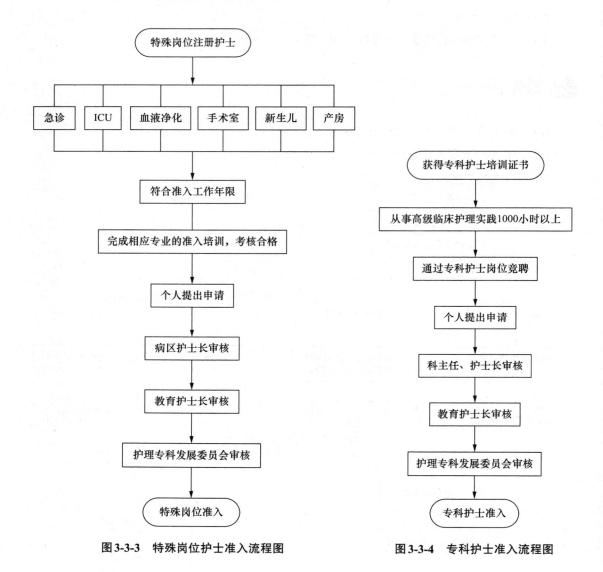

图3-3-3　特殊岗位护士准入流程图

图3-3-4　专科护士准入流程图

 四、护理人力资源管理制度

1　目的

合理动态调配护理人力资源，确保护理质量与安全。

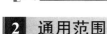

2　通用范围

全院护理人员。

3　内容

3.1　根据病区收治患者特点、护理等级比例、床位使用率、护理工作量、工作难度、技术含量、风险程度等因素合理配置护士人力。

3.2　护理部根据医疗护理业务的开展，实施护理人员的动态调整，从而使护理工作量与护士人数相匹配。

3.3　当科室护理人力资源相对短缺，首先由病区护士长在本病区内协调解决，病区内不能协调解决的，由科护士长在系统内协调解决，实施科内动态调配、科室相互支援的调配方式。

3.4　当科护士长仍不能解决问题时，科护士长应向护理部提出申请，护理部根据人力情况安排机动人员或从其他科室调配人员进行支援。

3.5　护理部设立机动护理人力资源库，储备一定数量的机动护士。

3.6　支援人员的绩效按支援天数由被支援科室发放。

3.7　如需要安排外派等人员时按照具体要求由护理部统一安排。

4　参考资料

4.1　《护士条例》

4.2　《广东省护理管理工作规范（第4版）》

4.3　《广东省三级综合医院评审标准（2020版）》

五、护理人员绩效考核制度

1　目的

稳定及激励护理队伍，体现业绩与报酬之间的公平性。

2　通用范围

全院护理人员。

3 内容

3.1 考评依据

根据《广东省医疗卫生机构护士（助产士）岗位管理指导意见》（粤卫函〔2013〕936号）及医院财务与资产管理部2019年下发的《新奖金二级分配指导意见》进行考评。

3.2 成立考核小组

成立以分管院长为组长的护理绩效考核领导小组，督导科室绩效考核工作。科室绩效考核小组考核本科室护士的绩效。

3.3 绩效考核原则

3.3.1 护士绩效考核

护士绩效考核以层级管理为依据。

3.3.2 护士绩效工资

护士绩效工资实行科内分配，由科室制订二次分配方案，科室组织全科护理人员讨论后，必须经80%以上护理人员签字同意方可通过，提交护理部、财务与资产管理部备案。

3.3.3 科室考核内容

科室考核内容按护理工作量、工作质量、技术难度、患者满意度等进行考核，做到公正、公平、公开。

4 参考资料

4.1 《卫生部关于实施医院护士岗位管理的指导意见》（卫医政发〔2012〕30号）

4.2 《广东省医疗卫生机构护士（助产士）岗位管理指导意见》（粤卫函〔2013〕936号）

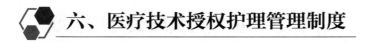

六、医疗技术授权护理管理制度

1 目的

规范医疗技术授权护理管理，保证护理安全。

2 通用范围

全院护理单元。

3　定义

医疗技术授权护理指医疗机构在本机构医疗技术分级管理目录基础上，对本机构护士具体医疗技术项目权限进行授权。

4　内容

4.1　在医院医疗技术临床应用管理委员会的指导下，专科护理发展管理委员会成立医疗技术授权护理管理小组，组长由护理部主任担任。

4.2　医疗技术授权护理管理小组根据《国家临床版3.0手术操作编码（ICD-9-CM3）》《广东省ICD-9-CM3手术与操作代码（2017版）》，制定《医疗技术护理目录》。

4.3　各科室的护理人员开展的各项医疗技术，必须按照医疗技术准入管理规定，严格遵循程序向医疗技术授权护理管理小组申请授权并获得批准后方能开展。

4.4　各科室根据科室开展的护理技术，制定科室《医疗技术护理目录》，包括普通技术、专科技术及资质准入技术。资质准入技术必须提供资格证书或培训合格证书。

4.5　各科室的护理人员根据科室《医疗技术护理目录》，制定个人《医疗技术护理目录》，经科室考核合格，并向医疗技术授权护理管理小组提出申请资质授权。申请授权者严格按照《国家临床版3.0手术操作编码（ICD-9-CM3）》填写编码，按《广东省ICD-9-CM-3手术与操作代码（2017版）》进行分级。

4.6　医疗技术授权护理管理小组对护士的申请进行审定，提交医疗技术临床应用管理委员会批准并授权。

4.7　完善医疗技术护理目录。

4.8　专科护理发展委员会对全院护理人员的医疗技术护理进行动态评估。

4.9　所有新开展的医疗技术护理，必须经过培训考核、论证、审查并授权后方可进行临床应用。

4.10　医疗技术授权护理管理小组实行总体动态管理，新入职护士上岗前授权，新技术动态授权，所有护理人员每2年再授权1次。

4.11　医疗技术授权后完善个人技术档案。

4.12　当出现下列情况，予取消其进行医疗技术护理操作的资格：

4.12.1　被吊销执业资格者。

4.12.2　达不到操作许可授权所必需的资格认定标准者。

4.12.3　对操作者的实际完成质量进行评价后，证明其操作并发症的发生率超过操作标准规定的范围者。

4.12.4　在操作过程中明显或屡次违反操作规程者。

4.12.5 引起重大医疗纠纷或医疗安全事件者。

4.12.6 未经授权批准私自开展新护理技术者。

5 参考资料

5.1 《医疗技术临床应用管理办法》

5.2 《护士条例》

5.3 《国家临床版3.0手术操作编码（ICD-9-CM3）》

6 附件

6.1 医疗技术授权——护理流程图（图3-6-1）

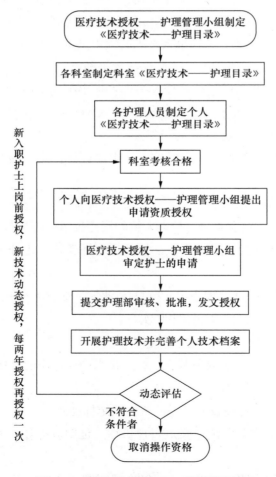

图3-6-1 医疗技术授权——护理流程图

七、护理值班制度

1　目的

保证护理工作正常运行，满足患者和医疗活动的需求，确保护理质量与安全。

2　通用范围

全院护理单元。

3　内容

3.1　一线值班

3.1.1　临床各护理单元及急诊科均实行24小时值班制。门诊及医技科室的护理人员可根据实际工作需要合理排班。

3.1.2　值班护士必须坚守护理岗位，不得擅自调岗、离岗。

3.1.3　根据岗位责任制完成各项护理工作。

3.1.4　做好交接班，遇特殊情况逐级上报。

3.1.5　护士未经护士长同意不得擅自调班。

3.1.6　急诊、ICU、血透室、助产、手术室等高风险专科建立组长或护士长带班制。

3.2　二线值班

3.2.1　各护理单元必须设置二线值班护士。

3.2.2　二线值班护士资格：N2级及以上护士。

3.2.3　二线值班护士必须了解病区总体情况，遇特殊情况可组织、指挥、协调及参与护理工作，及时解决护理问题。

3.2.4　二线值班护士解决不了的护理问题，应及时向护士长或护理总值班汇报。

3.3　三线值班（护理总值班）

3.3.1　护理总值班人员由护士长及以上护理管理人员担任。

3.3.2　护理总值班实行24小时在岗制，由护理部统一安排，遇有特殊情况需调班时应报护理部备案。

3.3.3 完成护理部指定的护理督导任务，如遇有大型抢救，要亲临现场协助院领导组织、指导、并参加抢救。

3.3.4 如遇突发公共卫生事件及某些特殊情况应及时上报护理部，协助护理部做好紧急状态下护理人力资源调配并记录。

3.3.5 认真填写《护理三线值班记录》。

4 参考资料

4.1 《护士条例》

4.2 《全国护理事业发展规划（2016—2020年）》

4.3 《卫生部关于实施医院护士岗位管理的指导意见》（卫医政发〔2012〕30号）

5 附件

5.1 护士长总值班流程图（图3-7-1）

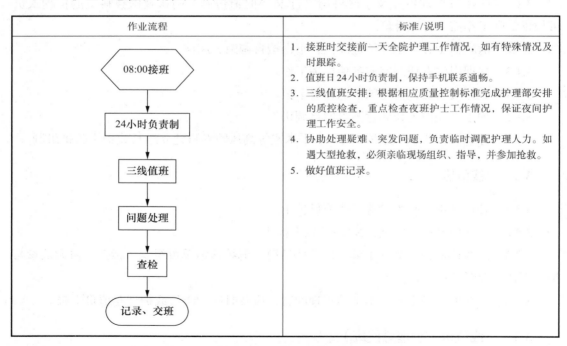

图3-7-1 护士长总值班流程图

第四章　护理质量与安全管理制度

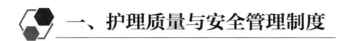

一、护理质量与安全管理制度

1　目的

保证护理工作达到规定的标准和满足服务对象需要，确保护理人员和护理对象的安全。

2　通用范围

全院护理单元。

3　定义

3.1　护理质量

护理质量指护理工作为患者提供的知识、技术、生活服务的作用和效果的优劣程度，也就是完成预定质量标准的合格程度。

3.2　护理安全

护理安全在实施护理服务全过程中，保障不发生法律和法定的规章制度允许范围以外的患者心理、机体结构或功能上的损害、障碍、缺陷或死亡。

4　内容

4.1　成立护理质量与安全管理委员会

护理管理委员会下设护理质量与安全管理分会，负责建立健全各项规章制度，完善各项护理技术操作规程、各级护理工作人员岗位职责，制定全院护理质量管理目标、质量指标（包括安全质量指标、专科质量指标）、质量评价标准、检查的方法等，对全院护理质量进行控制与管理。

4.2 建立护理质量管理组织体系

实行护理部 - 科护士长 - 病区护士长三级质量管理体系。

4.3 质控方法

4.3.1 护理部质控

全院护士长及护理骨干参加，分基础安全组和专科护理组。建立《护理质量管理专用手册》，每季度或每月按质量检查标准有计划、有目的地对全院护理质量进行检查。

4.3.2 科护士长质控

每季度或每月有计划地或根据上个月护士长会议内容进行检查和跟踪，检查结果上报护理部，对于检查中发现的问题及时分析、制定解决措施并落实。

4.3.3 科室护理质控

科室设立护理质量与安全管理小组，建立责任护士 - 组长 - 病区护士长的三级质控网。根据护理部质量管理目标、安全指标、专科质量指标建立本科室的质量管理目标、专科专病质量指标。每月/季度根据护理质量与安全管制委员会制定的质量评价标准，有计划、有目的、有针对性地进行质量自查，及时发现工作中存在的问题，每月召开科务会，对存在的问题进行分析、整改，每季度形成质量分析报告。

4.4 指标的收集

4.4.1 科室

通过护理质量指标系统抓取部分护理指标数据，每月由科室护士长审核后提交。每季度从本院护理质量指标系统下载数据上报省和国家护理质量指标数据平台，并提交护理部。部分未能从系统抓取的数据由科室建立本底数据，按要求上报护理部。

4.4.2 护理部

每个月对科室提交的各项指标数据进行审核，每季度审核省和国家护理质量指标数据平台的数据提交情况。

4.5 护理安全管理

护士在护理活动中必须严格遵守医疗卫生管理法律、行政法规、部门规章和诊疗护理规范，遵守护理服务职业道德。

4.6 建立非惩罚性护理不良事件报告制度

科室发生不良事件必须及时在医疗安全不良事件系统上报，根据事件的级别进行科内或院内质量安全组讨论，查找原因，提出并落实整改措施。

4.7　定期进行护理质量安全总结

4.7.1　科室对本科的护理指标和各项检查结果进行监控，每月召开科务会对护理质量与安全进行总结、分析、整改。每季度形成质量分析报告。

4.7.2　护理质量与安全管理委员会每季度第一个月第三周周二下午召开护理质量安全管理例会，分析讨论不良事件的典型案例，总结各项指标运行情况，对督查进行总结、分析，并提出改进建议，提出本季重点督查内容，并将季度《护理质量分析报告》下发各科室学习。

4.8　运用质量管理工具改进存在的问题

根据存在的问题选择不同的质量管理工具，如QCC/专案改善、PDCA、RCA、6S（Seiri，Seion，Seiketsu，Standdard，Shitsuike，Safety）等，每个项目报护理部备案，项目结束后将项目成果提交护理部。每年进行QCC/专案改善成果汇报。

4.9　向分管院长汇报

护理部随时向分管院长汇报全院护理质量控制与管理情况，并遵院长指示做出改进。

4.10　护理质量考核结果与病区护士长管理绩效、科室年度综合考评挂钩

5　参考资料

5.1　《广东省护理管理工作规范（第4版）》

6　附件

6.1　护理质量管理架构图（图4-1-1）

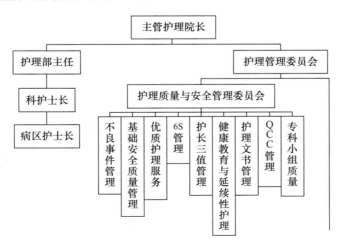

图4-1-1　护理质量管理架构图

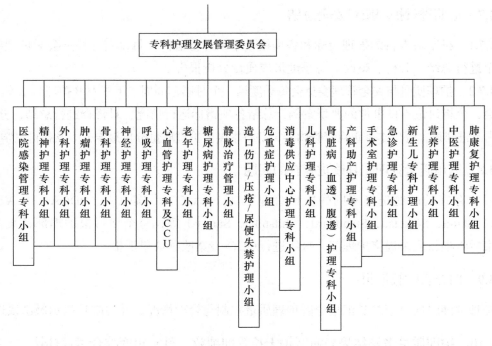

图 4-1-1 （续）

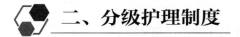

二、分级护理制度

1 目的

规范临床分级护理及护理服务内涵，保证护理质量，保障患者安全。

2 通用范围

全院临床科室。

3 定义

分级护理制度指医护人员根据住院患者病情和（或）自理能力对患者进行分级护理的制度。

4　内容

4.1　护理级别

护理级别分为特级护理、一级护理、二级护理、三级护理4个级别，护理级别统一标识：一级护理红色，二级护理蓝色，特级、三级护理不设标识。

4.2　分级方法

4.2.1　患者入院后应根据患者病情严重程度确定等级。

4.2.2　根据患者巴氏指数（Barthel index，BI）总分确定自理能力的等级。

4.2.3　依据病情等级和（或）自理能力等级确定患者护理分级。

4.2.4　临床医护人员应根据患者的病情和自理能力的变化动态调整患者护理分级。

4.3　分级依据

4.3.1　特级护理

4.3.1.1　病情危重，随时可能发生病情变化需要进行抢救的患者。

4.3.1.2　维持生命，实施抢救性治疗的重症监护患者。

4.3.1.3　各种复杂或大手术后、严重创伤或大面积烧伤的患者。

4.3.2　一级护理

4.3.2.1　病情趋向稳定的重症患者。

4.3.2.2　术后或治疗期间需要严格卧床的患者。

4.3.2.3　生活自理能力重度依赖即日常生活活动能力评分（Activity of daily living，ADL）≤40分，或病情不稳定的患者。

4.3.2.4　生活自理能力中度依赖即ADL评分为41～60分，或病情随时可能发生变化的患者。

4.3.3　二级护理

4.3.3.1　病情稳定，仍需卧床，且生活自理能力轻度依赖，即ADL评分为61～99分的患者。

4.3.3.2　病情趋于稳定或未明确诊断前，仍需观察，且生活自理能力轻度依赖，即ADL评分为61～99分的患者。

4.3.3.3　病情稳定或处于康复期，且生活自理能力中度依赖，即ADL评分为41～60分的患者。

4.3.4　三级护理

病情稳定或处于康复期，且生活自理能力轻度依赖或无需依赖，即ADL评分＞61分的患者。

4.4 护理要点

4.4.1 特级护理

4.4.1.1 严密观察患者病情变化，监测生命体征。

4.4.1.2 根据医嘱，正确实施治疗、护理措施，准确测量出入量。

4.4.1.3 根据患者病情，正确实施基础护理和专科护理，保持患者清洁、舒适，安全。

4.4.1.4 保持患者的舒适和功能体位。

4.4.1.5 实施床旁交接班。

4.4.2 一级护理

4.4.2.1 每小时巡视患者，观察患者病情变化。

4.4.2.2 根据患者病情，测量生命体征。

4.4.2.3 根据医嘱，正确实施治疗、给药措施，观察患者反应。

4.4.2.4 根据患者病情，正确实施基础护理和专科护理，实施安全措施。

4.4.2.5 提供护理相关的健康指导。

4.4.3 二级护理

4.4.3.1 每2小时巡视患者1次，观察患者病情变化。

4.4.3.2 根据患者病情，测量生命体征。

4.4.3.3 根据医嘱，正确实施治疗、给药措施，观察患者反应。

4.4.3.4 根据患者病情，正确实施护理措施和安全措施。

4.4.3.5 提供护理相关的健康指导。

4.4.4 三级护理

4.4.4.1 每3小时巡视患者1次，观察患者病情变化。

4.4.4.2 根据患者病情，测量生命体征。

4.4.4.3 根据医嘱，正确实施治疗、给药措施，观察患者反应。

4.4.4.4 提供护理相关的健康指导。

5 参考资料

5.1 《护理分级》（WS/T 431—2013）

5.2 《综合医院分级护理指导原则（试行）》

5.3 《医疗质量安全核心制度（要点释义）》

6 附件

6.1 分级护理指引图（图4-2-1）

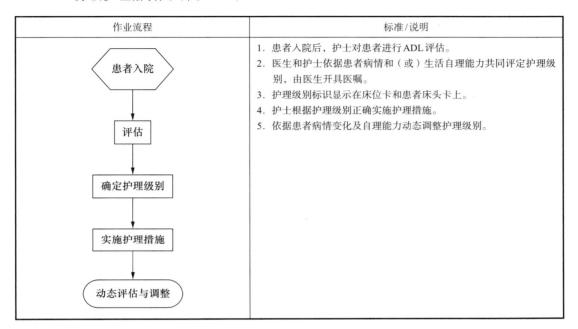

作业流程	标准/说明
患者入院 评估 确定护理级别 实施护理措施 动态评估与调整	1. 患者入院后，护士对患者进行ADL评估。 2. 医生和护士依据患者病情和（或）生活自理能力共同评定护理级别，由医生开具医嘱。 3. 护理级别标识显示在床位卡和患者床头卡上。 4. 护士根据护理级别正确实施护理措施。 5. 依据患者病情变化及自理能力动态调整护理级别。

图4-2-1 分级护理指引图

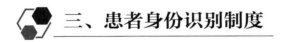 三、患者身份识别制度

1 目的

在诊疗活动中，确保对正确的患者实施正确的操作。

2 通用范围

全院医务人员。

3 内容

3.1 住院患者身份识别

3.1.1 住院号是住院患者身份识别唯一标识。医务人员进行各种诊疗操作时应同时使

用姓名和住院号核对患者身份。必要时核对身份证，如有疑问则请他人再次核对。

3.1.2 在各种诊疗操作时，必须患者陈述本人姓名，操作者认真核对患者腕带上的信息，再次确认。对无法陈述姓名的患者，则由其陪同人员陈述，对无法陈述姓名且无人陪伴的患者，操作前必须双人核对识别患者身份。

3.1.3 新生儿：新生儿未取好名字时，身份识别为"产妇姓名之性别"，如"张三之女"；多胎婴儿按出生顺序写"产妇姓名之性别＋顺序"，如"张三之女＋A、B、C"，以此类推。

3.2 门/急诊患者身份识别

3.2.1 以患者的姓名、门诊号作为身份标识。

3.2.2 医务人员在进行诊疗活动时，应至少同时使用两种的身份识别方法，如门诊患者姓名、门诊号等，必要时增加核对医保卡、身份证、年龄；如有疑问，则请他人再次核对。

3.2.3 输液的患者应打印标识贴，原则上贴于患者穿刺部位上方5cm处，如遇皮肤菲薄、婴幼儿等特殊情况，贴在患者输液侧的胸前区。

3.2.4 遇成批患者救护时，按照国际统一的标准对伤员进行分类，分别用绿、黄、红、黑4种颜色手腕带作为标识。

3.3 无名氏身份识别

凡身份不明患者均需佩戴手腕带，其身份标识为"无名氏＋性别＋年月日"，如"无名氏男20210530"。如同一天接诊多名无名氏，在无名氏后面加序号"2、3"等，如"无名氏2男20210530"。

3.4 腕带使用要求

3.4.1 患者住院期间必须佩戴腕带，新生儿使用双腕带。佩戴腕带前护士邀请患者、家属或医务人员共同核对患者身份信息。

3.4.2 腕带松紧适宜，保证清晰易辨，若发现腕带上字迹、二维码模糊或腕带脱落，及时给予更换，由患者、家属或医务人员共同核对患者身份信息，无误后重新为患者佩戴。

3.4.3 特殊患者腕带扣识别标志：红色腕带扣表示药物过敏；黄色腕带扣表示传染病；蓝色腕带扣表示多重耐药菌感染或定植。

3.4.4 出院患者出院时由责任护士销毁腕带。

3.4.5 急诊患者结束急诊治疗后由当班护士销毁手腕带。

3.5 身份识别方法

3.5.1 护士常用的身份识别方法：患者姓名＋PDA扫描腕带条码；当信息故障时，使用患者姓名＋住院号或门诊号。

3.5.2 医、药、技人员使用两种身份识别：患者姓名＋住院号或门诊号或身份证号。

4 参考资料

4.1 《广东省护理管理工作规范（第4版）》

4.2 《三级综合医院评审标准（2020版）》

4.3 《医疗质量安全核心制度释义》

5 附件

5.1 住院患者腕带佩戴流程图（图4-3-1）

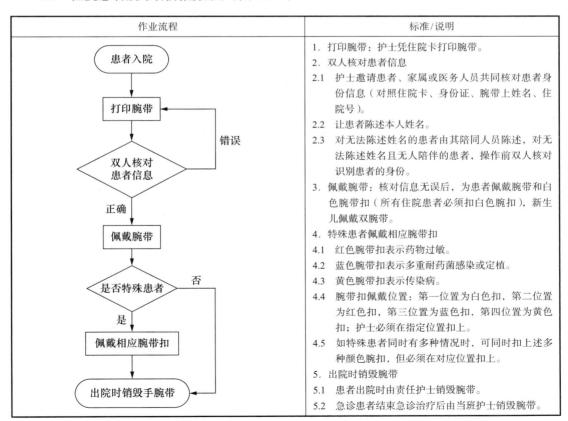

图4-3-1 住院患者腕带佩戴流程图

四、查 对 制 度

1 目的

规范医务人员在诊疗护理活动中的查对工作，确保所执行的诊疗护理活动准确无误，保障医疗安全。

2 通用范围

全院医务人员。

3 定义

查对制度是指为防止医疗差错、保障医疗安全，医务人员对医疗行为和医疗器械、设施、药品等进行复核查对的制度。

4 内容

4.1　查对制度涵盖患者身份识别、临床诊疗行为、设备设施运行和医疗环境安全等方面。

4.2　每项医疗行为都必须查对患者身份。应当至少使用两种身份查对方式，严禁将床号作为身份查对的标识。为无名患者进行诊疗活动时，必须双人核对。用电子设备辨别患者身份时，仍需口语化查对。

4.3　医疗器械、设施、药品、标本等查对要求按照国家有关规定和标准执行。

4.4　医嘱查对制度

4.4.1　医嘱经查对无误后方可执行。

4.4.2　所有医嘱必须经查对无误后打印执行单，由责任护士经电子设备或双人查对无误后方可执行，执行后确认签署姓名及执行时间。

4.4.3　口头医嘱仅适用于紧急抢救时，除紧急抢救外不得执行口头医嘱；抢救患者时，医师下达口头医嘱，执行者必须向下达口头医嘱的医师大声复述至少一遍，确认无误后方可执行。抢救完毕，下达的口头医嘱应由医师在6小时内补记。留存安瓿，用于抢救后再次核对。

4.4.4　对有疑问的医嘱必须向开医嘱者或值班医生询问清楚，确认无误后方可执行。

4.5　服药、注射、输液查对制度

4.5.1　服药、注射、输液前必须严格执行"三查八对"。三查：摆药后查（药师执行）；服药、注射、处置前检查；服药、注射、处置后查。八对：核对床号、姓名、药名、剂量、浓度、时间、用法、有效期。

4.5.2　备药前要检查药品质量，水剂、片剂有无变质；安瓿、注射液瓶（袋）有无裂痕；密封铝盖/胶有无松动；输液袋有无漏水；药液有无浑浊和絮状物。

4.5.3　过期药品、有效期和批号如不符合要求或标签不清者，不得使用。

4.5.4　摆药后必须经第二人核对后方可执行。

4.5.5　特殊药物给药应注意

4.5.5.1　易致过敏药物，给药前应询问有无过敏史，药剂科根据药物说明书，健全及规范皮试药物操作指引和药物配伍禁忌表。

4.5.5.2　严格按《医疗机构麻醉药品、第一类精神药品管理规定》（卫生部卫医〔2005〕438号文件）《医疗机构麻醉药品、第一类精神药品管理通知》（卫医药〔2020〕13号文件）执行。用后空安瓿及时交回药房，做好余液核查及登记处理。同时给多种药物时，要注意有无配伍禁忌。

4.5.6　发药、注射时，患者如提出疑问，应及时检查，核对无误后方可执行。

4.5.7　输液瓶（袋）应有标签，标签上应注明床号、住院号/门诊号、姓名、药名、剂量、用法、时间，加药后留下安瓿，经另一人核对后方可使用。

4.5.8　正确识别患者身份。使用电子设备辨别患者身份时，必须执行"三查八对"；无电子设备辅助辨别患者身份时，必须严格执行床旁双人核对。

4.5.9　主动邀请患者家属参与身份核对。

4.6　配血与输血查对制度

依据卫生部《临床输血技术规范》的要求，制定抽血（交叉配血）查对制度、取血查对制度、输血查对制度。输血查对制度通过"输血安全护理单"组织实施。

4.6.1　抽血（交叉配血）查对制度

4.6.1.1　认真核对输血配血单、患者血型验单、患者床号、姓名、性别、年龄、科别、住院号、腕带、配血标签、抽血条形码等。

4.6.1.2　采血前必须在试管上贴条形码标签，条形码应清晰，执行双人核对。

4.6.1.3　采血时执行床边双人核对（一名护士值班时，可请值班医师协助），请患者陈述自己的姓名、血型，对无意识患者仔细核对其腕带信息等。一次采集一人血样，禁止同时采集两人以上血液标本，禁止同一个护士采集血型标本和配血标本，禁止从正在输液肢体的静脉中采血。

4.6.1.4　采血后再次核对输血标本条形码标签信息与患者是否相符。

4.6.1.5　有疑问时，应与主管或值班医生重新核对，不能在错误申请单上直接修改，应修改后重新打印正确申请单。

4.6.2 取血查对制度

护士与取血者双方交接"三查八对"内容。

4.6.2.1 "三查"内容

一查发血报告单，包括受血者科室、床号、姓名、住院号、血型、血液种类、外观检查；二查血袋标签，包括血型、血袋号、血液种类、剂量、血液有效期；三查质量，包括血袋有无破损渗漏、血袋内血液有无变色及凝块。

4.6.2.2 "八对"内容

"八对"内容包括核对受血者科室、姓名、住院号、献血编号、血液制品种类和血量、血型和交叉配血试验结果。

4.6.2.3 核对无误后

护士与取血者双方在PDA、发血报告单上确认，当PDA无法使用时，双方在取血登记本、发血报告单上签名确认。

4.6.3 输血查对制度

4.6.3.1 输血前患者查对

必须由两名医护人员核对发血报告单上患者床号、姓名、住院号、血型、血量；核对供血者的血型与患者的交叉相容试验结果；核对血袋上标签的姓名、献血编号、血型与发血报告单上是否相符。

4.6.3.2 输血前用物查对

检查血液的采血日期，血袋有无外渗，血液外观质量，确认无溶血、无凝血块、无变质后方可使用。检查所用的输血器及针头是否在有效期内。血液自血库取出后勿振荡、勿加温、勿放入冰箱速冻，在室温放置时间不超过30分钟。

4.6.3.3 输血时

由两名医护人员（携带病历及发血报告单）共同到患者床旁核对床号、住院号、科室、患者姓名、性别、年龄、血型，确认与配血报告相符，再次核对检查血袋有无破损渗漏，血液颜色是否正常，用PDA核对手腕带及输血袋上的条码，并嘱患者自述血型，准确无误，用符合标准的输血器进行输血。

4.6.3.4 输血前、后

用静脉注射生理盐水冲洗输血管道，两袋血之间用静脉注射生理盐水冲洗输血器，输血期间严密巡视患者有无输血反应。

4.6.3.5 在血液输注过程中不得添加任何药物。

4.6.3.6 血制品从输血科取出后，必须在4小时内输完，新鲜冰冻血浆及冷沉淀以患者能耐受的较快速度输入，血小板应在30分钟内输完。

4.6.3.7 输血过程中应先慢后快，在起始的15分钟慢速输注，然后再根据病情和年龄调整输注速度。

4.6.3.8　完成输血操作后，再次进行核对医嘱、患者床号、姓名、血型、发血报告单、血袋标签的血型、血编号、采血日期，确认无误后双人签名，填写输血护理单。

4.6.3.9　输血完毕，《发血报告单》随病历归档，并将血袋送回输血科至少保存1天。

4.6.3.10　对有输血不良反应的患者，按输血不良反应应急预案及处理流程处理，由医生上报输血不良反应。

4.7　饮食查对制度

4.7.1　以医嘱单为依据，核对患者床头饮食标识，查对住院号、姓名、饮食种类，并向患者宣教治疗膳食的临床意义及注意事项。

4.7.2　发放饮食前，查对饮食种类与床头卡上的饮食种类是否相符，并告知饮食注意事项。

4.7.3　对禁食及禁食不禁药等特殊饮食患者，应在床头牌设有醒目标识，并告诉患者或家属禁食的原因和时限。

4.7.4　对特殊饮食的患者，其家属送来的食物，必须经医护人员检查后方可食用。

4.8　标本采集查对制度

4.8.1　医嘱经查对无误方可执行。

4.8.2　留取标本前经PDA/双人核对标本条形码标签内容并粘贴于相应的容器上，标本条形码标签内容应清晰。

4.8.3　留取标本时执行PDA/双人床边核对（一名护士值班时，可请值班医师协助）确认身份，无法陈述的患者由家属陈述，无陪同人员时执行双人核对身份。

4.8.4　一次采集一人的标本，留取后再次核对标本条形码标签信息是否与患者相符。

4.8.5　主动邀请患者家属参与身份识别等信息的核对，对有疑问的医嘱必须向开医嘱者或值班医生询问清楚后，方可执行。

4.9　药剂调剂处方查对制度

药师在调剂处方时，必须对处方进行查对，查对内容包括"四查十对"：查处方，对科别、姓名、年龄；查药品，对药名、剂型、规格、数量；查配伍禁忌，对药品性状、用法用量；查用药合理性，对临床诊断。

4.10　高警示药物调配发放和使用前的查对制度

高警示药物调配发放和使用前要实行双人核对，在夜间，本岗位只有一人的情况下，采用单人双次复核查对和两次签字形式。

4.11　病理查对制度

4.11.1　接收检查申请单时，要核查申请单填写是否齐全、临床诊断及检查目的是否填写清楚。

4.11.2　标本接收和取材时要核对申请单号码与标本号码是否一致、标本号码与病理编码是否唯一。

4.11.3　取材后医师与技术人员交接时要核对数量，出片时要核对切片数量及号码是否正确。

4.11.4　切片观察和出具报告时要核对患者姓名、病区、病床号、住院号、送检材料和部位是否与申请单一致。

4.11.5　外借病理切片时要再次核对患者姓名、病理号和病理诊断是否正确。还片时要核对会诊意见是否与原诊断一致，并做好记录。

4.12　医疗器械、设施管理查对制度

医学装备科定期对医疗器械、设施开展巡查及保养工作，并做好相应记录，以确保医疗工作正常开展。巡查频率较高的设备，可委托临床科室代为巡查，但需规范巡查流程，承担巡查职责的医务人员必须经过医疗器械、设施管理部门的定期培训，待考核通过后才能开展巡察。生命支持类设备应有该设备是否正常运行的明示标识。医护人员在使用前应核查医疗器械是否在有效期范围内，在每日使用前做好日常检查和清洁工作，并做好相应记录。使用后应严格按照医疗器械相关保养说明完成保养。

5　参考资料

5.1　《医疗质量管理办法》

5.2　《医疗质量安全核心制度要点释义（2018年10月第一版）》

5.3　《护士条例》

5.4　《广东省护理管理工作规范（第4版）》

5.5　《广东省三级综合医院评审标准（2020版）》

5.6　《临床输血技术规范（卫医发〔2000〕184号）》

5.7　《医疗机构麻醉药品、第一类精神药品管理规定》（卫生部卫医〔2005〕438号）

5.8　《医疗机构麻醉药品、第一类精神药品管理通知》（卫医药〔2020〕13号）

6 附件

6.1 医嘱查对流程图（图4-4-1）

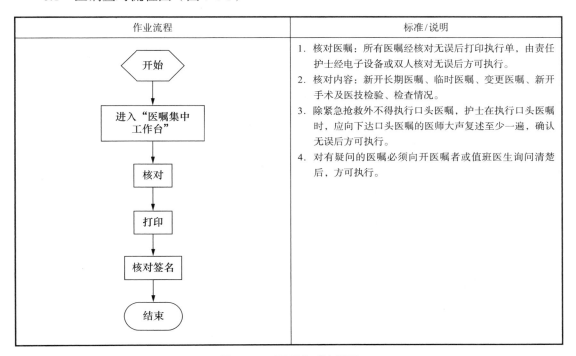

作业流程	标准/说明
开始 → 进入"医嘱集中工作台" → 核对 → 打印 → 核对签名 → 结束	1. 核对医嘱：所有医嘱经核对无误后打印执行单，由责任护士经电子设备或双人核对无误后方可执行。 2. 核对内容：新开长期医嘱、临时医嘱、变更医嘱、新开手术及医技检验、检查情况。 3. 除紧急抢救外不得执行口头医嘱，护士在执行口头医嘱时，应向下达口头医嘱的医师大声复述至少一遍，确认无误后方可执行。 4. 对有疑问的医嘱必须向开医嘱者或值班医生询问清楚后，方可执行。

图4-4-1　医嘱查对流程图

6.2 配血查对流程图（图4-4-2）

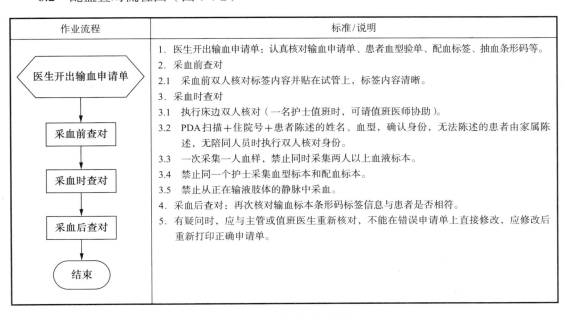

作业流程	标准/说明
医生开出输血申请单 → 采血前查对 → 采血时查对 → 采血后查对 → 结束	1. 医生开出输血申请单：认真核对输血申请单、患者血型验单、配血标签、抽血条形码等。 2. 采血前查对 2.1 采血前双人核对标签内容并贴在试管上，标签内容清晰。 3. 采血时查对 3.1 执行床边双人核对（一名护士值班时，可请值班医师协助）。 3.2 PDA扫描＋住院号＋患者陈述的姓名、血型，确认身份，无法陈述的患者由家属陈述，无陪同人员时执行双人核对身份。 3.3 一次采集一人血样，禁止同时采集两人以上血液标本。 3.4 禁止同一个护士采集血型标本和配血标本。 3.5 禁止从正在输液肢体的静脉中采血。 4. 采血后查对：再次核对输血标本条形码标签信息与患者是否相符。 5. 有疑问时，应与主管或值班医生重新核对，不能在错误申请单上直接修改，应修改后重新打印正确申请单。

图4-4-2　配血查对流程图

6.3 输血查对流程图（图4-4-3）

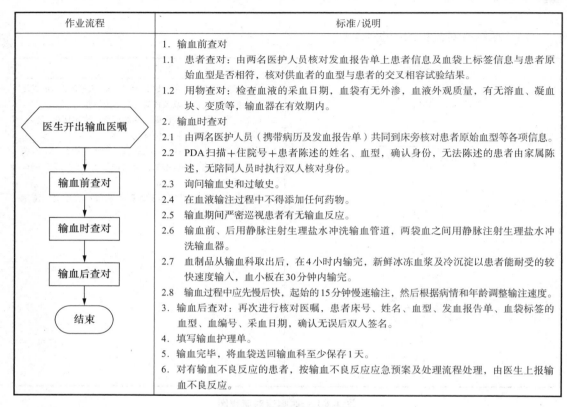

作业流程	标准/说明
医生开出输血医嘱 → 输血前查对 → 输血时查对 → 输血后查对 → 结束	1. 输血前查对 1.1 患者查对：由两名医护人员核对发血报告单上患者信息及血袋上标签信息与患者原始血型是否相符，核对供血者的血型与患者的交叉相容性试验结果。 1.2 用物查对：检查血液的采血日期，血袋有无外渗，血液外观质量，有无溶血、凝血块、变质等，输血器在有效期内。 2. 输血时查对 2.1 由两名医护人员（携带病历及发血报告单）共同到床旁核对患者原始血型等各项信息。 2.2 PDA扫描＋住院号＋患者陈述的姓名、血型，确认身份，无法陈述的患者由家属陈述，无陪同人员时执行双人核对身份。 2.3 询问输血史和过敏史。 2.4 在血液输注过程中不得添加任何药物。 2.5 输血期间严密巡视患者有无输血反应。 2.6 输血前、后用静脉注射生理盐水冲洗输血管道，两袋血之间用静脉注射生理盐水冲洗输血器。 2.7 血制品从输血科取出后，在4小时内输完，新鲜冰冻血浆及冷沉淀以患者能耐受的较快速度输入，血小板在30分钟内输完。 2.8 输血过程中应先慢后快，起始的15分钟慢速输注，然后根据病情和年龄调整输注速度。 3. 输血后查对：再次进行核对医嘱，患者床号、姓名、血型、发血报告单、血袋标签的血型、血编号、采血日期，确认无误后双人签名。 4. 填写输血护理单。 5. 输血完毕，将血袋送回输血科至少保存1天。 6. 对有输血不良反应的患者，按输血不良反应应急预案及处理流程处理，由医生上报输血不良反应。

图4-4-3 输血查对流程图

6.4 服药、注射、输液查对流程图（图4-4-4）

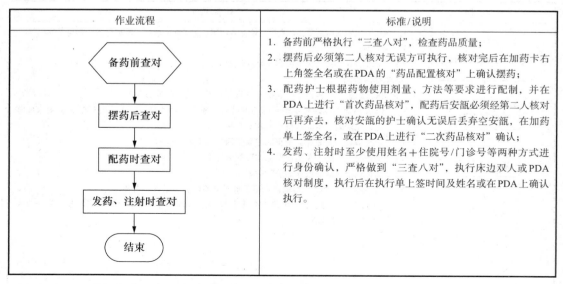

作业流程	标准/说明
备药前查对 → 摆药后查对 → 配药时查对 → 发药、注射时查对 → 结束	1. 备药前严格执行"三查八对"，检查药品质量； 2. 摆药后必须第二人核对无误方可执行，核对完后在加药卡右上角签全名或在PDA的"药品配置核对"上确认摆药； 3. 配药护士根据药物使用剂量、方法等要求进行配制，并在PDA上进行"首次药品核对"，配药后安瓿必须经第二人核对后再弃去，核对安瓿的护士确认无误后丢弃空安瓿，在加药单上签全名，或在PDA上进行"二次药品核对"确认； 4. 发药、注射时至少使用姓名＋住院号/门诊号等两种方式进行身份确认，严格做到"三查八对"，执行床边双人或PDA核对制度，执行后在执行单上签时间及姓名或在PDA上确认执行。

图4-4-4 服药、注射、输液查对流程图

6.5　饮食查对流程图（图4-4-5）

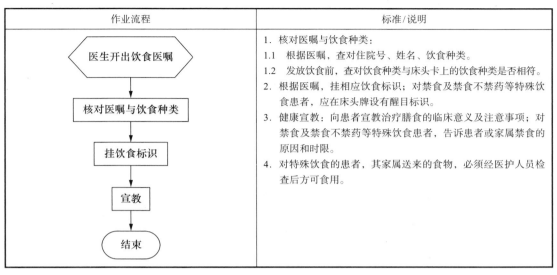

作业流程	标准/说明
医生开出饮食医嘱 → 核对医嘱与饮食种类 → 挂饮食标识 → 宣教 → 结束	1. 核对医嘱与饮食种类： 1.1　根据医嘱，查对住院号、姓名、饮食种类。 1.2　发放饮食前，查对饮食种类与床头卡上的饮食种类是否相符。 2. 根据医嘱，挂相应饮食标识；对禁食及禁食不禁药等特殊饮食患者，应在床头牌设有醒目标识。 3. 健康宣教：向患者宣教治疗膳食的临床意义及注意事项；对禁食及禁食不禁药等特殊饮食患者，告诉患者或家属禁食的原因和时限。 4. 对特殊饮食的患者，其家属送来的食物，必须经医护人员检查后方可食用。

图4-4-5　饮食查对流程图

6.6　标本采集查对流程图（图4-4-6）

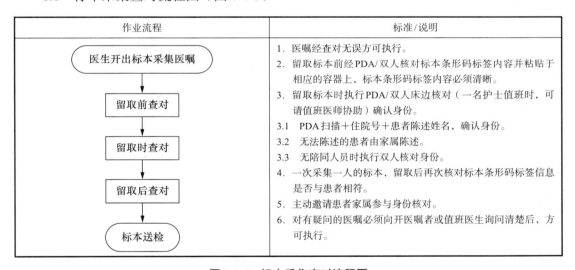

作业流程	标准/说明
医生开出标本采集医嘱 → 留取前查对 → 留取时查对 → 留取后查对 → 标本送检	1. 医嘱经查对无误方可执行。 2. 留取标本前经PDA/双人核对标本条形码标签内容并粘贴于相应的容器上，标本条形码标签内容必须清晰。 3. 留取标本时执行PDA/双人床边核对（一名护士值班时，可请值班医师协助）确认身份。 3.1　PDA扫描＋住院号＋患者陈述姓名，确认身份。 3.2　无法陈述的患者由家属陈述。 3.3　无陪同人员时执行双人核对身份。 4. 一次采集一人的标本，留取后再次核对标本条形码标签信息是否与患者相符。 5. 主动邀请患者家属参与身份核对。 6. 对有疑问的医嘱必须向开医嘱者或值班医生询问清楚后，方可执行。

图4-4-6　标本采集查对流程图

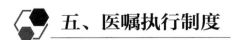

五、医嘱执行制度

1　目的

规范医嘱执行，确保患者安全。

2 通用范围

全院护理单元。

3 内容

3.1　医嘱必须由在本医疗机构拥有两证（医师资格证和医师执业证）及处方权的医师开具方可执行。医师可直接在计算机上开具医嘱。

3.2　医师开出医嘱后，护士应及时、准确、严格执行医嘱，不得擅自更改。如发现医嘱中有疑问或不明确之处，应及时向医师提出，明确后方可执行。

3.3　临床科室办公班护士负责打印医嘱执行单，并交由管床的责任护士核对执行；责任护士执行医嘱后，在PDA上确认执行或在医嘱执行单上签署执行时间和姓名。

3.4　在执行医嘱的过程中，必须严格遵守查对制度，以防差错和事故发生。执行医嘱时严格执行床边双人或PDA查对制度。

3.5　一般情况下，护士不得执行医师的口头医嘱。因抢救急危患者需要执行口头医嘱时，护士应当大声复述至少一遍，确认无误后方可执行，并在《口头医嘱记录簿》上记录。下达的口头医嘱应由医师在6小时内补记。

3.6　病区医嘱执行单实施"一人一日一单"制，医嘱执行单在科室保存1年。

4 参考资料

4.1　《广东省护理管理工作规范（第4版）》

5 附件

5.1　医嘱执行流程图（图4-5-1）

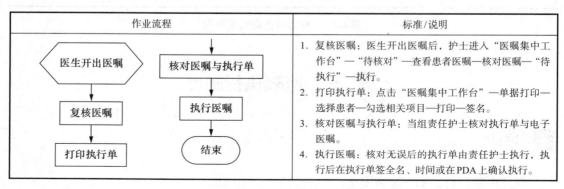

作业流程	标准/说明
医生开出医嘱 → 复核医嘱 → 打印执行单　核对医嘱与执行单 → 执行医嘱 → 结束	1. 复核医嘱：医生开出医嘱后，护士进入"医嘱集中工作台"—"待核对"—查看患者医嘱—核对医嘱—"待执行"—执行。 2. 打印执行单：点击"医嘱集中工作台"—单据打印—选择患者—勾选相关项目—打印—签名。 3. 核对医嘱与执行单：当组责任护士核对执行单与电子医嘱。 4. 执行医嘱：核对无误后的执行单由责任护士执行，执行后在执行单签全名、时间或在PDA上确认执行。

图4-5-1　医嘱执行流程图

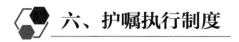

六、护嘱执行制度

1 目的

规范护嘱执行，确保患者安全。

2 通用范围

全院护理单元。

3 内容

3.1 护嘱必须由高级责任护士及以上人员下达或制定，直接在电脑系统上开具，要根据医嘱、患者病情和护理需要，随时下达和调整。

3.2 护嘱由护士或护理员执行。下级护士应及时、准确、严格执行护嘱，不得擅自更改。如发现护嘱中有疑问或不明确之处，应及时向上一级护士提出，明确后方可执行。

3.3 高级责任护士或组长，通过查房、会诊、交接班等方式，每天评价护嘱执行情况和护理效果，及时更改或调整护嘱内容。

3.4 护嘱要与医疗工作保持连贯性。遇有护嘱与医嘱不一致时，护士应及时与医生沟通，调整医嘱或护嘱。

4 参考资料

4.1 《广东省护理管理工作规范（第4版）》

5 附件

5.1 护嘱执行流程图（图4-6-1）

作业流程	标准/说明
下达护嘱	1. 护嘱下达：根据医嘱、患者病情和护理需要，由高级责任护士及以上人员进入护理系统开具护嘱。

图4-6-1 护嘱执行流程图

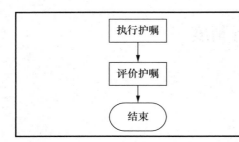

2. 执行护嘱：及时、准确、严格执行护嘱。有疑问或不明确之
处，应及时向上一级护士提出，明确后方可执行。
3. 评价护嘱：由高级责任护士或组长每天评价护嘱执行情况，及
时更改或调整护嘱内容。
4. 护嘱要与医疗工作保持连贯性。

图4-6-1　（续）

 七、手术安全核查制度

1　目的

在系统层面有效降低手术差错发生的概率，保障医疗质量与患者安全。

2　通用范围

各临床科室及手术室、无痛中心、介入室。

3　定义

手术安全核查记录指由手术医师、麻醉医师和巡回护士三方，在麻醉实施前、手术开始前和患者离室前，共同对患者身份、手术部位、手术方式、麻醉及手术风险、手术使用物品清点等内容进行核对的记录，输血的患者还应对血型、用血量进行核查。

4　内容

4.1　手术患者均应佩戴腕带。

4.2　手术室护士接患者时应根据《手术患者转运交接单》，逐项查对。

4.3　手术安全核查由具有执业资质的手术医师、麻醉医师、巡回护士三方（以下简称三方），分别在麻醉实施前、手术开始前和患者离开手术室前，由手术医师或麻醉医师主持，三方共同对患者身份和手术部位等内容进行核查，并逐项填写《手术安全核查表》。

4.4　实施手术安全核查的内容及流程。

4.4.1　麻醉实施前

三方按《手术安全核查表》依次核对患者身份（姓名、性别、年龄、住院号）、手术

方式、知情同意情况、手术部位与标识、麻醉安全检查、皮肤是否完整、术野皮肤准备、静脉通道建立情况、患者过敏史、抗菌药物皮试结果、术前备血情况、假体、体内植入物、影像学资料等内容。

4.4.2　手术开始前

三方共同核查患者身份（姓名、性别、年龄、住院号）、手术方式、手术部位与标识，并确认风险预警等内容。手术物品准备情况的核查由手术室护士执行并向手术医师和麻醉医师报告。

4.4.3　患者离开手术室前

三方共同核查患者身份（姓名、性别、年龄、住院号）、实际手术方式，手术用药、输血，清点手术用物，确认手术标本，检查皮肤完整性、动静脉通路、引流管，确认患者术后去向。

4.4.4　手术安全核查必须按照上述步骤依次进行，每一步核查无误后方可进行下一步操作，不得提前填写表格。三方确认后分别在《手术安全核查表》上签名。

4.5　手术用药、输血的核查：由麻醉医师或手术医师根据情况需要下达医嘱并做好相应记录，由手术室护士与麻醉医师共同核查。

4.6　住院患者的《手术安全核查表》应归入病历中保管，非住院患者《手术安全核查表》由手术室负责保存1年。

4.7　手术科室、麻醉科的负责人是本科室实施手术安全核查制度的第一责任人。

4.8　医疗机构相关职能部门应加强对本机构手术安全核查制度实施情况的监督与管理，提出持续改进的措施并加以落实。

5　参考资料

5.1　国家卫生健康委员会医政司《医疗质量安全核心制度要点释义》

5.2　《广东省护理管理工作规范（第4版）》

5.3　手术室护理实践指南（2021年）

6　附件

6.1　手术安全核查表（表4-7-1）

表4-7-1　手术安全核查表

手术安全核查表					
科别：	患者姓名：		性别：		年龄：
住院号：	麻醉方式：		手术日期：		
术者：	手术方式：				

麻醉实施前	手术开始前	患者离开手术室前
患者姓名、性别、年龄正确： 是☐ 否☐	患者姓名、性别、年龄正确： 是☐ 否☐	患者姓名、性别、年龄正确： 是☐ 否☐
手术方式确认： 是☐ 否☐	手术方式确认： 是☐ 否☐	实际手术方式确认：
手术部位与标识正确： 是☐ 否☐	手术部位与标识正确： 是☐ 否☐	手术用药、输血的核查： 是☐ 否☐
手术知情同意书： 是☐ 否☐	手术、麻醉风险预警：	手术用物清点正确：
麻醉知情同意书： 是☐ 否☐	手术医师陈述：	
麻醉方式确认： 是☐ 否☐	预计手术时间 ☐	是☐ 否☐
麻醉设备安全检查完成： 是☐ 否☐	预计失血量 ☐	手术标本确认：
皮肤是否完整： 是☐ 否☐	手术关注点 ☐	皮肤是否完整：
术野皮肤准备正确： 是☐ 否☐	其他 ☐ 麻醉医师陈述； 麻醉关注点 ☐	是☐ 否☐
静脉通道建立完成： 是☐ 否☐	其他 ☐ 手术护士陈述：	各种管道： 中心静脉通道☐ 动脉通道☐
患者是否有过敏史： 是☐ 否☐	物品灭菌合格 ☐ 仪器设备 ☐	气管插管☐ 伤☐引流☐
抗菌药物皮试结果： 有☐ 无☐	术前使用特殊药物情况 ☐ 其他 ☐	胃管☐ 尿管☐
术前备血： 有☐ 无☐	是否需要相关影像资料： 是☐ 否☐	其他：☐
假体： 有☐ 无☐		患者去向：
体内植入物： 有☐ 无☐		
影像资料： 有☐ 无☐		
		恢复室☐ 病房☐ ICU☐ 急诊☐ 离院☐
其他：	其他：	其他：
手术医师签名：	手术医师签名：	手术医师签名：
麻醉医师签名：	麻醉医师签名：	麻醉医师签名：
手术室护士签名：	手术室护士签名：	手术室护士签名：

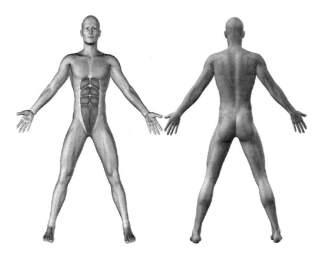

☐ 经☐腔手术　　☐ 经鼻腔手术　　☐ 经耳道手术　　☐ 胃镜手术
☐ 支气管镜手术　☐ 宫腔镜手术　　☐ 结肠镜手术　　☐ 冠脉介入
☐ 经血管介入　　☐ 经尿道手术

患方确认签名：

手术医师签名：　　　　　　麻醉医师签名：

病房护士签名：　　　　　　手术室护士签名：

6.2　手术安全核查流程图（图4-7-1）

作业流程	标准/说明
手术患者到达手术室候诊厅　↓　**核对患者身份及术前准备**	1. 手术室安全核查是由具有执业资质的手术医师、麻醉医师和手术室护士三方共同核查。 2. 术前准备不完善、物品不齐全，则不能接患者入手术间。 3. 核对患者身份及术前准备： ① 手术护士开放式提问患者姓名、年龄并核对腕带上的识别信息（包括科室、姓名、性别、年龄、住院号等内容）。 ② 病区医护人员与巡回护士（首台为洗手护士）按照"手术患者转运交接单"术前交接项目内容逐项核对交接，确认无误后签名。 4. 麻醉实施前核查：麻醉医生发出麻醉实施前三方核查指令，《手术安全核查表》由麻醉医生手持并逐项读出核对项目，核对并在☐处打"√"。核查项目如下： 4.1　患者信息 ① 麻醉医生开放式提问患者姓名、年龄、住院号，患者逐一回答。 ② 麻醉医师读出患者：科室、姓名、性别、年龄、住院号，手术医生、巡回护士共同核对患者腕带并确认信息无误。 4.2　手术方式确认 ① 手术医生回答：×××手术； ② 麻醉医生、巡回护士共同查看"手术知情同意书"的手术方式，确认并复述手术方式。

图4-7-1　手术安全核查流程图

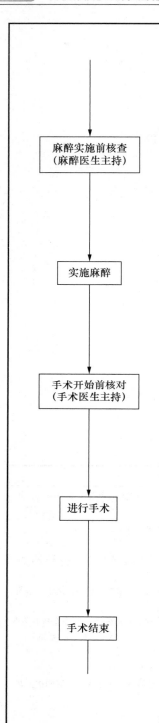

4.3 手术部位与标识确认：三方共同查看手术部位、标识与手术同意书一致，并邀请患者共同核对确认。

4.4 手术知情同意书：三方共同核对"手术知情同意书"的患者信息及手术方式与患者相符，医患双方签名，患方纳手纹印等内容信息。

4.5 麻醉知情同意书：三方共同核对"麻醉知情同意书"的患者信息、麻醉方式、并有医患双方签名并患方纳手纹印等内容信息。

4.6 麻醉方式确认：三方共同核对"麻醉知情同意书"的麻醉方式。

4.7 麻醉设备安全检查：麻醉医生检查麻醉设备安全性并确认。

4.8 术野皮肤准备、全身皮肤情况：三方共同查看患者术野、全身皮肤，护士回答查看结果。

4.9 患者是否有过敏史：麻醉医生询问患者过敏史情况，巡回护士翻看病历，三方共同确认患者过敏史情况。

4.10 药物皮试结果：护士查看医嘱，由护士读出患者的药物皮试结果，三方共同确认药物皮试结果。

4.11 术前备血：护士查看医嘱，护士回答术前备血情况，三方共同确认有无术前备血。

4.12 假体、体内植入物：护士询问患者有无假体、体内植入物，三方共同确认。

4.13 影像资料：护士查看手术带入物品，三方共同确认手术所需影像学资料。

5. 麻醉实施前逐步核对完成后，三方分别签名确认后方可实施麻醉。

6. 手术开始前：手术医生发出手术开始前三方核查指令，《手术安全核查表》由麻醉医生手持并逐项读出核对项目，核对并在□处打"√"。核查项目如下：

6.1 患者信息

① 麻醉医师读出患者：科室、姓名、性别、年龄、住院号；

② 手术医生、巡回护士共同核对患者手腕带并确认信息无误。

6.2 手术方式确认

① 手术医生回答：×××手术；

② 麻醉医生、巡回护士共同查看"手术知情同意书"的手术方式，由麻醉医生复述手术方式。

6.3 手术部位与标识：三方共同查看手术部位与标识核对确认，与手术同意书一致。

6.4 手术风险预警：手术医生陈述：手术预计时间×××，预计失血量×××，手术关注点有×××，其他注意事项有×××。

6.5 麻醉风险预警：麻醉医生陈述：麻醉关注点有×××，其他注意事项有×××。

6.6 手术护士风险预警

① 器械护士陈述：手术物品灭菌结果，手术特殊准备用物有×××；

② 巡回护士查看并陈述仪器设备情况，术前使用特殊药物情况及其他注意事项有××

6.7 影像资料：手术医生根据手术需求回答是否需要影像学资料。

6.8 手术开始前逐步核对完成后，麻醉医生、巡回护士分别确认签名后方可开始手术，手术医生在完成术后立即完善签名。

7. 患者离开手术室前核查：麻醉医生发出患者离开手术室前三方核查指令，《手术安全核查表》由麻醉医生手持并逐项读出核对项目，核对并在□处打"√"。核查项目如下：

7.1 患者信息

① 麻醉医师读出患者：科室、姓名、性别、年龄、住院号；

② 手术医生、巡回护士共同核对患者腕带并确认信息无误。

	7.2　实际手术方式确认：
	① 手术医生：××××× 术；
	② 麻醉医生、巡回护士查看"麻醉记录单"及"手术护理记录单"确认实际手术方式，巡回护士复述并三方共同确认。
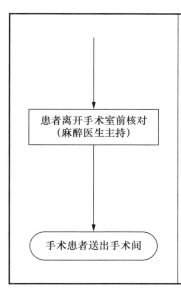	7.3　手术用药、输血的核查：
	① 麻醉医生：手术使用了 ××× 药物，输血 ××× 毫升；
	② 巡回护士共同查看药物安瓿及输血袋与手术护理记录单是否相符。
	7.4　手术用物清点：手术医生询问手术用物清点情况，巡回护士与洗手护士共同确认并回答。
	7.5　手术标本确认：手术医生、手术护士共同确认病理标本送检数量。
	7.6　皮肤情况：手术护士查看患者皮肤完整性，手术医生、麻醉医生共同确认。
	7.7　管道：巡回护士查看患者管道的留置情况，手术医生、麻醉医生共同确认。
	7.8　患者去向：麻醉医生陈述患者去向。
	7.9　患者离开手术室前逐步核对完成后，三方分别确认后签名方可送出手术间。
	8.　每一步核查无误后方可进行下一步操作，不得提前填写表格。
	9.　住院患者的《手术安全核查表》应归入病历中保管，非住院患者《手术安全核查表》由手术室负责保存1年。

图 4-7-1　（续）

八、护理交接班制度

1　目的

规范护理交接班工作，明确交接班双方的职责，保证护理工作连续性。

2　通用范围

全院护理人员。

3　定义

护理交接班指交班护士以口头或书面的形式向接班护士交待患者情况及护理工作的过程。

4　内容

4.1　各班护士应严格遵照护理管理制度，服从护士长安排。

4.2　交班前，组长和当班责任护士应检查医嘱执行情况和危重患者护理记录，重点巡视危重患者和新收患者。

4.3　每班必须按时交接班，接班者提前15分钟到科室，交接患者、护理记录、医嘱和物品（急救车精、毒、麻药品等）。对患者情况和病情观察、护理措施应交接清楚。做到"七不接、三清"：患者数不准、病情不清、床铺不洁、患者皮肤不洁、管道不通、各项治疗未完成以及物品数量不符不交接，记录写清、口头讲清、床头看清。

4.4　上一班责任护士必须在交班前尽量完成本班各项护理工作，处理好用过的器械和床边各种引流物，为接班者提供便利条件。遇有特殊情况，必须作详细交代，与接班者共同做好工作交接后方可离去。

4.5　早交班的方式可以是全科室医护联合交班，也可以是护士之间交班。医护联合交班时，由夜班护士报告病情，全体人员应严肃认真听取，之后由护士长或组长带领同组人员与夜班护士共同完成床边交接班。

4.6　交接班内容

4.6.1　患者总数，出入院、转科、转院、分娩、手术、死亡人数，以及新入院、危重患者、抢救患者、大手术前后或有特殊检查处理、有行为异常、有自杀倾向等的患者病情变化及心理状态。

4.6.2　医嘱执行情况、重症护理记录、各种检查标本采集及各种处置完成情况，对尚未完成的工作，应向接班者交代清楚。

4.6.3　查看重点患者，如新入院、当天手术或术后3天内、危重患者、有特殊检查治疗用药患者、有多重耐药菌感染患者等，重点查看昏迷、瘫痪等危重患者有无压疮、基础护理完成情况、各导管固定和通畅情况。

4.6.4　检查贵重、毒、麻、精神药品及抢救药品，器械、仪器的数量、性能状态，处方，药瓶等，并签全名。

4.6.5　交接班者共同巡视检查病房是否达到清洁、整齐、安静、安全的要求及各项工作落实情况。

4.6.6　交班中如发现病情、治疗、器械、物品交代不清，应立即查问。接班时如发现问题，应由交班者负责；接班后如因交班不清，发生差错事故或物品遗失，应由接班者负责。

4.6.7　责任护士填写"SBAR交班报告"，应重点突出。

4.6.8　护理记录内容客观、真实、及时、准确、全面、简明扼要、有连贯性、运用医学术语。进修护士或实习护士书写护理记录时，由带教护士负责修改并签名。

5　参考资料

5.1　《广东省护理管理工作规范（第4版）》

6 附件

6.1　病区交接班流程图（图4-8-1）

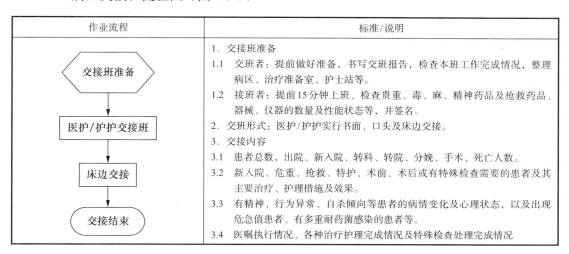

作业流程	标准/说明
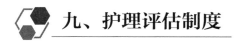	1．交接班准备 1.1　交班者：提前做好准备，书写交班报告，检查本班工作完成情况，整理病区、治疗准备室、护士站等。 1.2　接班者：提前15分钟上班、检查贵重、毒、麻、精神药品及抢救药品、器械、仪器的数量及性能状态等，并签名。 2．交班形式：医护/护护实行书面、口头及床边交接。 3．交接内容 3.1　患者总数，出院、新入院、转科、转院、分娩、手术、死亡人数。 3.2　新入院、危重、抢救、特护、术前、术后或有特殊检查需要的患者及其主要治疗、护理措施及效果。 3.3　有精神、行为异常、自杀倾向等患者的病情变化及心理状态，以及出现危急值患者、有多重耐药菌感染的患者等。 3.4　医嘱执行情况、各种治疗护理完成情况及特殊检查处理完成情况

图4-8-1　病区交接班流程图

九、护理评估制度

1 目的

规范护理评估工作，防范护理风险，减少患者不良结果。

2 通用范围

门、急诊及住院患者。

3 内容

3.1　护士在患者就诊、入院、转科、转院时，实施转交接前均要进行评估。

3.2　门诊护士对就诊患者的生命体征、疼痛情况等进行评估，疫情防控期间进行流行病学史调查。

3.3　急诊患者由急诊分诊护士进行初步评估，评估后根据《急诊预检分诊分级标准》安排患者到相应区域就诊。抢救室患者由护士对其再次评估并记录。

3.4　住院患者在住院期间由责任护士及相关人员对患者进行病情评估。

3.4.1   首次评估：新住院患者在入院8小时内完成书写"首次护理记录单"。

3.4.2   再评估：患者住院期间随病情变化、生活自理能力和治疗进展进行动态评估。

3.4.3   护理评估要客观、真实，及时记录。

4   参考资料

4.1   《广东省临床护理技术规范（基础篇）（第2版）》

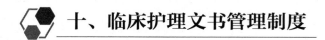

十、临床护理文书管理制度

1   目的

规范护理文书管理工作。

2   通用范围

全院护理单元。

3   内容

3.1   住院病历管理必须严格按照卫生部《医疗机构病历管理规定（2010年版）》及《临床护理文书规范（2009）》执行。

3.2   建立护理记录质量评价标准。

3.3   护理文书质量管理实施分级管理制度，高级责任护士、护理组长、专科护士、护士长要及时审查和修改下级护士书写的护理记录。

3.4   重视护理文书书写过程质量控制，护理记录重点是专科观察（疾病变化、治疗效果、用药效果）和护理行为（护理操作、安全措施等）。

3.5   护士应熟悉首次护理记录单、护理记录单、手术护理记录单（手术清点记录）、专科记录单等各类护理文书的适用范围、书写内容和方法。

3.6   护理文书是解决医疗事故争议的重要证据，做好住院病历的管理，除涉及患者实施医疗活动的医务人员外，其他人员不得查阅病历。病历存放于专用病历柜（车）中，加锁保管，防止偷窃、抢夺病历资料。

3.7   护理文书在解决争议过程中负有举证责任。严格执行《医疗机构病历管理规定》

管理要求，严禁任何人涂改、伪造、隐匿、销毁、抢夺、窃取病历。保持其准确性、完整性、真实性，纳入病案资料一并保存。住院病历由医院管理，患者有权复印病历，发生争议时，医院与患者共同封存。

3.8　病历因复印、会诊、辅助检查等需要带离病区时，由专人负责携带保管，并做好登记。

3.9　各病区要妥善保管医嘱执行单，严格执行"谁执行谁签名"的规定，各种执行单保管时间为一年，按照时间顺序放置，以便查询。

3.10　各护理单元可根据专科特点，提出修改护理文书书写格式的要求，经过护理质量管理委员会和（或）专科护理委员会同意并备案后，方可在临床使用。

4 参考资料

4.1　《临床护理文书规范（2009年版）》
4.2　卫生部《医疗机构病历管理规定（2010年版）》

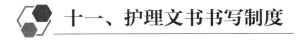

十一、护理文书书写制度

1 目的

规范护理文书书写格式及相关内容，保护医患双方合法权益，减少医疗纠纷。

2 通用范围

全院护理人员。

3 定义

护理文书是指护士在临床护理活动过程中形成的全部文字、符号、图表等资料的总和，是护士实施护理行为的记录。

4 内容

4.1　护理记录的书写应该客观、真实、准确、及时、动态、完整、规范，反映护理工作的连续性。护理文书应当按照规定的格式和内容书写，字迹清晰、表述准确、语句通顺、标点正确、简明扼要。

4.2 护理文书书写应当使用中文和医学术语。通用的外文缩写或无正式中文译名的症状、体征、疾病名称等可以使用外文。

4.3 护理文书应当明确权限和职责，由执行者签全名并负责。实习、试用及进修护士书写的护理记录，由带教护士修改并签名。

4.4 护理文书重点记录患者病情发展变化和医疗护理措施及效果。

4.5 护理文书书写场所应当随着"流动护理工作站（车）"前移到病房或任何护理工作的场所，护士在哪里工作就在哪里记录，随时做观察、评估，随时记录。

4.6 为保证患者安全而设计的各种安全警示，如药物过敏、防跌倒、防坠床、防烫伤、防自杀等，提供给患者时要在护理记录中注明。

4.7 因抢救急危重患者而未及时书写的记录，应在抢救结束后6小时内如实补记。

5 参考资料

5.1 《广东省护理管理工作规范（第4版）》

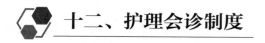

十二、护理会诊制度

1 目的

及时解决护理难题，保障临床疑难重症患者的护理质量。

2 通用范围

全院护理单元。

3 定义

病区遇到复杂、疑难、跨学科及跨专业的病例、护理操作及护理新技术推广等护理难题时，邀请相关科室或专科小组会诊，帮助解决护理疑难问题。

4 内容

4.1 执行会诊制度

根据国家卫生健康委员会《医疗质量安全核心制度要点》执行会诊制度。

4.2 护理会诊的申请

病区遇到病情复杂、疑难患者、护理操作技术难度大的患者，或跨科室和专业的护理问题时，应及时提出申请，由科护士长/病区护士长组织护理会诊。对特殊病例或典型病例，可由护理部负责组织全院性的护理会诊。

4.3 会诊人员资质

会诊人员原则上应具备专科护士或副主任护师以上资格，或由被邀请科室护士长指派人员参加。

4.4 会诊要求

4.4.1 按病情紧急程度，会诊分为急会诊和普通会诊。急会诊者应在会诊请求发出后2小时内完成，普通会诊应当在会诊发出后24小时内完成。

4.4.2 会诊申请由专科护士、护理组长提出，经护士长同意后，填写"护理会诊单"，并在护理工作系统上发送至被邀请科室。

4.4.3 多学科会诊由病区护士长提出申请，经护理部审核同意后将会诊申请单发送至有关科室或专家。会诊由病区护士长主持，必要时由护理部主任或科护士长主持。

4.4.4 特殊情况下，护理部主任、科护士长有权指派有关人员参加会诊，各级各类人员必须积极配合，不得以任何理由和借口推诿。

4.4.5 由申请科室管床责任护士负责介绍及解答有关病情、诊断、治疗护理等方面的问题，组长、护士长或专科护士补充。参加人员对病情、护理问题、措施及成效等进行充分的讨论，并提出会诊意见和建议。

4.4.6 会诊结束时：由专科护士或病区护士长总结，对会诊过程、结果进行记录并组织临床实施，观察护理效果。

4.4.7 会诊结束后：由参加会诊的高级责任护士或专科护士在护理工作系统上接收并填写会诊意见。

4.4.8 应邀或邀请医院外会诊，遵照医院有关规定执行。

5 参考资料

5.1 《广东省护理管理工作规范（第4版）》

6 附件

6.1 护理会诊流程（图4-12-1）

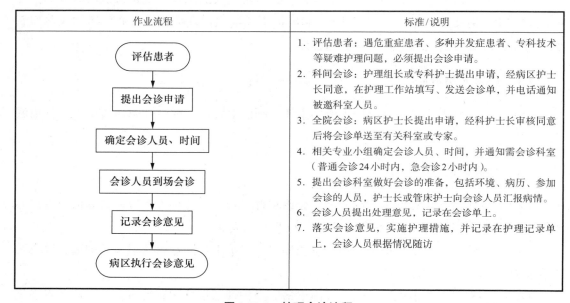

作业流程	标准/说明
评估患者 ↓ 提出会诊申请 ↓ 确定会诊人员、时间 ↓ 会诊人员到场会诊 ↓ 记录会诊意见 ↓ 病区执行会诊意见	1. 评估患者：遇危重症患者、多种并发症患者、专科技术等疑难护理问题，必须提出会诊申请。 2. 科间会诊：护理组长或专科护士提出申请，经病区护士长同意，在护理工作站填写、发送会诊单，并电话通知被邀科室人员。 3. 全院会诊：病区护士长提出申请，经科护士长审核同意后将会诊单送至有关科室或专家。 4. 相关专业小组确定会诊人员、时间，并通知需会诊科室（普通会诊24小时内，急会诊2小时内）。 5. 提出会诊科室做好会诊的准备，包括环境、病历、参加会诊的人员，护士长或管床护士向会诊人员汇报病情。 6. 会诊人员提出处理意见，记录在会诊单上。 7. 落实会诊意见，实施护理措施，并记录在护理记录单上，会诊人员根据情况随访

图4-12-1 护理会诊流程

6.2 护理多学科会诊流程（图4-12-2）

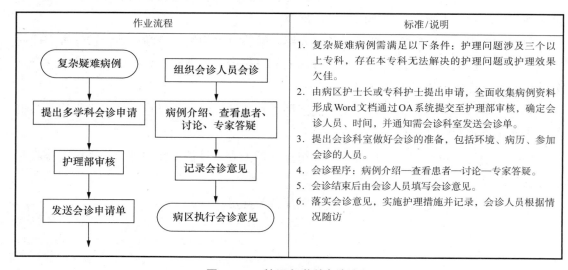

作业流程	标准/说明
复杂疑难病例 → 组织会诊人员会诊 ↓ 提出多学科会诊申请 → 病例介绍、查看患者、讨论、专家答疑 ↓ 护理部审核 → 记录会诊意见 ↓ 发送会诊申请单 → 病区执行会诊意见	1. 复杂疑难病例需满足以下条件：护理问题涉及三个以上专科，存在本专科无法解决的护理问题或护理效果欠佳。 2. 由病区护士长或专科护士提出申请，全面收集病例资料形成Word文档通过OA系统提交至护理部审核，确定会诊人员、时间，并通知需会诊科室发送会诊单。 3. 提出会诊科室做好会诊的准备，包括环境、病历、参加会诊的人员。 4. 会诊程序：病例介绍—查看患者—讨论—专家答疑。 5. 会诊结束后由会诊人员填写会诊意见。 6. 落实会诊意见，实施护理措施并记录，会诊人员根据情况随访

图4-12-2 护理多学科会诊流程

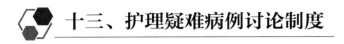

十三、护理疑难病例讨论制度

1 目的

解决护理难题，制定最佳护理方案，提高护理质量，确保患者医疗护理安全。

2 通用范围

全院临床护理单元。

3 定义

病区遇到难以解决的护理疑难病例、护理操作及护理新技术推广等护理难题时，进行护理疑难病例讨论，帮助解决护理疑难问题。

4 内容

4.1 护理病例讨论范围

疑难危重或护理难度较大的病例，以及大手术、新项目、新技术、重大抢救、特殊、罕见、死亡的病例。

4.2 护理病例讨论方法

病区内讨论由病区护士长、专科护士、教育护士、护理组长等人员主持，病区护士参加，每月组织1次；科间病例讨论原则上由2个病区参加，由提出科室负责组织；全院性讨论由护理部主持，相关科室联合举行，召集相关护理人员（专科护士、主管护士）参加，必要时可邀请医疗方面人员参加。

4.3 护理病例讨论要求

4.3.1　讨论前明确目的，护士长、责任组长或责任护士准备好患者相关资料，通知相关人员参加，做好发言准备。

4.3.2　讨论会由护理部主任或护士长主持，由护士长、护理组长或责任护士汇报病史，介绍患者病情、已采取的护理措施、效果，以及有关资料，并提出讨论目的和必须讨论的护理问题；参加人员充分发表意见进行讨论，讨论结束后由主持人进行总结。

4.3.3　讨论情况及时做好记录。记录内容包括：讨论日期、主持人、参加人员的专业技术职务、病情报告及讨论目的、参加人员发言、讨论意见等，以及确定性或结论性意见。

5　参考资料

5.1　《广东省护理管理工作规范（第4版）》

6　附件

6.1　护理病例讨论流程（图4-13-1）

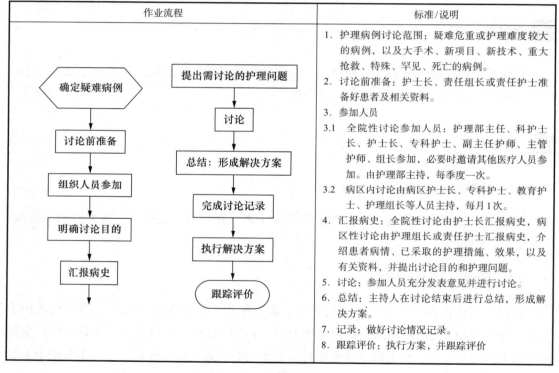

作业流程	标准/说明
（见流程图）	1. 护理病例讨论范围：疑难危重或护理难度较大的病例，以及大手术、新项目、新技术、重大抢救、特殊、罕见、死亡的病例。 2. 讨论前准备：护士长、责任组长或责任护士准备好患者及相关资料。 3. 参加人员 3.1 全院性讨论参加人员：护理部主任、科护士长、护士长、专科护士、副主任护师、主管护师、组长参加，必要时邀请其他医疗人员参加。由护理部主持，每季度一次。 3.2 病区内讨论由病区护士长、专科护士、教育护士、护理组长等人员主持，每月1次。 4. 汇报病史：全院性讨论由护士长汇报病史，病区性讨论由护理组长或责任护士汇报病史，介绍患者病情、已采取的护理措施、效果，以及有关资料，并提出讨论目的和护理问题。 5. 讨论：参加人员充分发表意见并进行讨论。 6. 总结：主持人在讨论结束后进行总结，形成解决方案。 7. 记录：做好讨论情况记录。 8. 跟踪评价：执行方案，并跟踪评价

图4-13-1　护理病例讨论流程

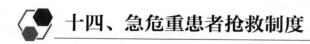

十四、急危重患者抢救制度

1　目的

规范抢救流程。

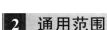

2 通用范围

全院护理单元。

3 定义

是指为控制病情、挽救生命，对急危重患者进行抢救并对抢救流程进行规范的制度。

4 内容

4.1 要求：保持严肃、认真、积极而有序的工作态度，分秒必争，抢救患者。做到人员、思想、组织、药品、器械、技术六落实。

4.2 病情危重必须抢救者，送至重症监护病房或与医护办公室相邻的病房进行监护。

4.3 工作人员必须熟练掌握各种器械、仪器的性能及使用方法和各种抢救操作技术，严密观察病情，准确及时记录用药剂量、方法及患者状况。

4.4 当患者出现生命危险，但医生未到前，护士应根据病情给予力所能及的抢救措施，如及时给氧、吸痰、测量血压、建立静脉通道，行人工呼吸和心脏按压。

4.5 参加抢救人员必须分工明确，紧密配合，听从指挥，坚守岗位，严格执行各项规章制度和各种疾病的抢救规程。

4.6 抢救过程中严密观察病情变化，对危重的患者应就地抢救，待病情稳定后方可搬动。

4.7 及时、正确执行医嘱：医生下达口头医嘱时，护士应当大声复诵至少一遍，抢救结束后，所用药品的安瓿必须暂时保留，经两人核对记录后方可弃去，并提醒医生立即补记医嘱。

4.8 对病情变化、抢救经过、用药等，应详细、及时、正确记录，因抢救患者，未能及时书写的病历，有关人员应当在抢救结束后6小时内补记，并加以注明。

4.9 抢救过程中及时与患者家属或单位联系，做好沟通工作。

4.10 抢救结束后，做好抢救记录和药品、器械清理消毒工作，及时补充抢救车药品、物品，并使抢救仪器处于备用状态。

5 参考资料

5.1 《广东省护理管理工作规范（第4版）》

十五、抢救车管理制度

1 目的

规范抢救车物品、药品、仪器的管理，确保抢救车用物处于应急状态。

2 通用范围

全院备有抢救车的科室。

3 定义

抢救车指存放抢救物品、药品、仪器的专用车。

4 内容

4.1 配置

4.1.1 抢救车采购由医学装备科负责。

4.1.2 每个护理单元及门诊各楼层均配备一台抢救车，未经护理部备案，科室不得自行增减，特殊情况必须经护理部审批。

4.1.3 药品、物品、仪器目录及基数由药剂科、医学装备科、医务部、护理部组织临床专家讨论制定，各病区有额外需求的药品，必须另行提出申请，科室凭审批通过的申请单到药库打单后领药。物品、仪器由科室自行领取。

4.2 管理

分院级、科级两级管理，病区负责一级管理，护理部、药剂科、医学装备科负责院部二级管理。

4.2.1 药剂科负责抢救药品相关知识的培训，医学装备科负责急救仪器设备的培训，每年至少组织一次。

4.2.2 抢救车原则上采用一次性软锁或封条封车，车内不得放置任何未登记在案的药品、物品。

4.2.3 抢救车药品、物品、仪器处于应急状态，完好率100%。

4.2.4　全院统一标识，做到"五定"管理。

4.2.4.1　定数量品种

抢救车药品、物品数量与基数相符。

4.2.4.2　定点放置

抢救车固定位置放置，标识明显，抢救车内药品、物品固定位置放置，与平面图相符。

4.2.4.3　定人管理

专人负责管理，保持抢救车清洁整齐，使用后当班补充完整。

4.2.4.4　定期消毒灭菌

一次性医疗物品一用一更换，复用仪器一用一消毒，备用状态下的呼吸囊和喉镜每月用75%乙醇擦拭消毒。

4.2.4.5　定期检查维护

①每班检查封车情况及除颤仪、小氧气瓶、按压背板备用情况；②每周由专人（固定班次）清洁抢救车、检查抢救车内物品一次；③每月由专管员全面检查抢救车内物品、药品、仪器，发现异常情况及时处理。做好有效期标识，有效期≤6个月的药品、每支药品标黄色实心圆点；有效期≤3个月的药品、每支药品标红色实心圆点；有效期≤1个月的药品和一次性无菌物品，要求下架，对个别紧缺、采购困难而未能及时更换的药品、物品，可在有效期最后一天下架。

4.2.4.6　全院统一抢救车内药品基药有8种

肾上腺素、异丙肾上腺素、阿托品、利多卡因、胺碘酮、去甲肾上腺素、多巴胺、地塞米松，并应按统一顺序及位置摆放。

4.3　使用

抢救车仅限于抢救使用，非抢救情况下不得动用抢救车药品、物品，不得外借。

5　参考资料

5.1　《广东省护理管理规范（第4版）》

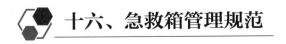

十六、急救箱管理规范

1　目的

规范急救箱物品、药品、仪器的管理，确保急救箱用物处于应急状态。

2 通用范围

全院备有急救箱的科室。

3 定义

急救箱指存放急救物品、药品、仪器的专用箱。

4 内容

4.1   涉及危重患者转运及有特殊抢救需求的科室，均必须配备急救箱，未经护理部备案，科室不能自行增减，特殊情况必须经护理部审核。

4.2   急救箱的管理参照抢救车管理制度。

4.3   除频繁使用急救箱的科室不封箱外，急救箱原则上要求采用一次性软锁封箱管理，班班交接。

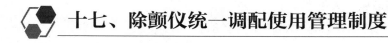

十七、除颤仪统一调配使用管理制度

1 目的

保障医疗安全，提高医疗质量，合理调配及使用除颤仪。

2 通用范围

全院科室。

3 内容

3.1   除颤仪为抢救使用的重要设备，除颤仪必须由医院统一调配，全院共享使用，其他科室借用时不得以任何理由拒绝、推诿及拖延，必须配合其他科室的借用要求。

3.2   医院根据临床科室的分布，以5分钟内能就近拿到除颤仪为原则，合理配置全院除颤仪，制作及发布全院除颤仪分布图和借用指引图。

3.3   全院每台急救车必须备有医院除颤仪分布图、借用指引图及使用标准作业程序

（Standard Operating Procedure，SOP）。

3.4　配备除颤仪的科室负责除颤仪的管理维护，专人负责、定位放置、标识明显，保证除颤仪性能良好，处于应急使用状态（定期充电，保证电量充足），并做好除颤仪的维护及使用记录。

3.5　借用科室使用完除颤仪后，及时清理、消毒，立即归还，归还时必须做好交接。

3.6　违反本制度的科室及个人，根据情节及后果的严重性按医院相关制度处理。

4　附件

4.1　除颤仪使用流程图（图4-17-1）

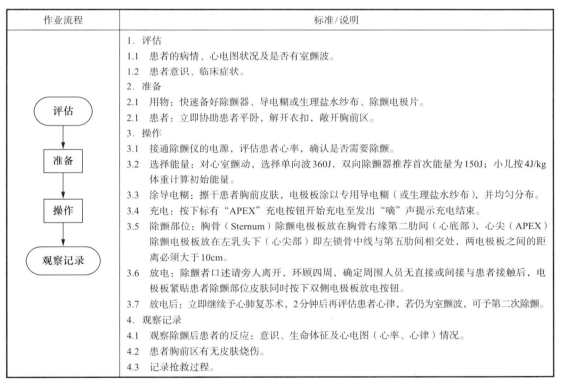

作业流程	标准/说明
评估 → 准备 → 操作 → 观察记录	1. 评估 1.1　患者的病情、心电图状况及是否有室颤波。 1.2　患者意识、临床症状。 2. 准备 2.1　用物：快速备好除颤器、导电糊或生理盐水纱布、除颤电极片。 2.1　患者：立即协助患者平卧，解开衣扣，敞开胸前区。 3. 操作 3.1　接通除颤仪的电源，评估患者心率，确认是否需要除颤。 3.2　选择能量：对心室颤动，选择单向波360J，双向除颤器推荐首次能量为150J；小儿按4J/kg体重计算初始能量。 3.3　涂导电糊：擦干患者胸前皮肤，电极板涂以专用导电糊（或生理盐水纱布），并均匀分布。 3.4　充电：按下标有"APEX"充电按钮开始充电至发出"嘀"声提示充电结束。 3.5　除颤部位：胸骨（Sternum）除颤电极板放在胸骨右缘第二肋间（心底部），心尖（APEX）除颤电极板放在左乳头下（心尖部）即左锁骨中线与第五肋间相交处，两电极板之间的距离必须大于10cm。 3.6　放电：除颤者口请旁人离开，环顾四周，确定周围人员无直接或间接与患者接触后，电极板紧贴患者除颤部位皮肤同时按下双侧电极板放电按钮。 3.7　放电后：立即继续予心肺复苏术，2分钟后再评估患者心律，若仍为室颤波，可予第二次除颤。 4. 观察记录 4.1　观察除颤后患者的反应：意识、生命体征及心电图（心率、心律）情况。 4.2　患者胸前区有无皮肤烧伤。 4.3　记录抢救过程。

图4-17-1　除颤仪使用流程图

 ## 十八、护理不良事件报告处理制度

1　目的

规范护理不良事件报告及处理工作，保障患者安全。

2　通用范围

全院护理单元。

3　定义

3.1　医疗（安全）不良事件

医疗（安全）不良事件指在临床诊疗活动中以及医院运行过程中，任何可能影响患者的诊疗结果、增加患者的痛苦和负担并可能引发医疗纠纷或医疗事故，以及影响医疗工作的正常运行和医务人员人身安全的因素和事件。

3.2　不良事件分级

不良事件共分为四级。

Ⅰ级事件（警告事件）：非预期地死亡，或是非疾病自然进展过程中造成永久性功能丧失。

Ⅱ级事件（不良事件）：在疾病医疗过程中，因诊疗活动而非疾病本身造成的患者机体与功能损害。

Ⅲ级事件（未造成后果事件）：虽然发生了错误事实，但未给患者机体与功能造成任何损害，或有轻微后果，不需要任何处理完全可以康复。

Ⅳ级事件（隐患事件）：由于及时发现错误，未形成事实。

4　内容

4.1　在护理活动中必须严格遵守医疗卫生管理法律、行政法规、部门规章和诊疗护理规范、常规，遵守护理服务职业道德规范。

4.2　医院（护理部）建立不良事件上报流程，保证信息上报及时、有效及保密，对不良事件的处理采取惩罚及问责相结合的原则。

4.3　发生不良事件后，当事人应立即报告值班医生、护理组长，及时评估事件发生后的影响，积极采取挽救或抢救措施，尽量减少或消除不良后果。必要时上报科主任、护士长，科主任、护士长上报主管部门及主管领导。

4.4　医院建立主动上报不良事件奖励制度，发生不良事件的科室或个人，如不按规定报告，有意隐瞒，事后经领导或他人发现，必须按情节给予相应处理。

4.5　发生护理不良事件后，有关的记录、标本、化验结果及相关药品、器械均应妥善保管，不得擅自涂改、销毁。

4.6 发生Ⅰ、Ⅱ级不良事件24小时内，Ⅲ、Ⅳ级不良事件48小时内，当事人在医院安全（不良）事件管理系统上报。

4.7 护士长负责组织对不良事件发生的过程进行调查研究，普通事件由科内讨论分析整改，特殊事件由不良事件小组成员及相关专科小组成员参与讨论分析整改，必要时进行根本原因分析（RCA），再由病区护士长审核提交护理部分管主任。

4.8 护理部对不良事件进行审核，由科室进行追踪评价。

4.9 需引起全院警醒的护理不良事件，护理部经调查后及时向各护理单元通报，以引起每位护理人员的重视。

4.10 护理事故的管理按《医疗事故处理条例》参照执行。

5 参考资料

5.1 《广东省护理管理工作规范（第4版）》

6 附件

6.1 护理不良事件报告及处理流程图（图4-18-1）

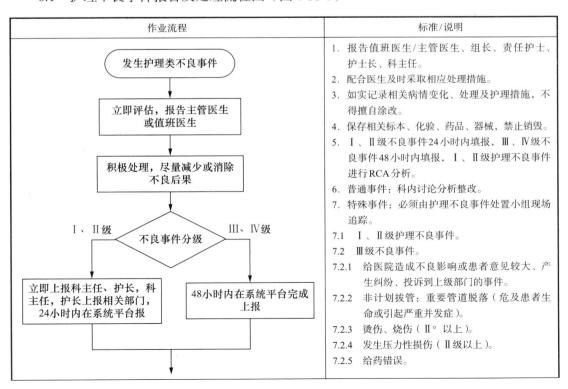

图4-18-1 护理不良事件报告及处理流程图

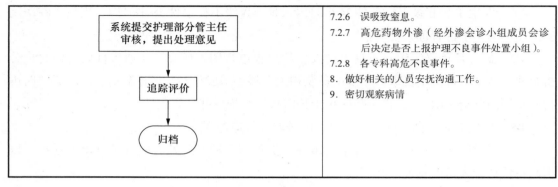

右侧栏：

7.2.6 误吸致窒息。

7.2.7 高危药物外渗（经外渗会诊小组成员会诊后决定是否上报护理不良事件处置小组）。

7.2.8 各专科高危不良事件。

8. 做好相关的人员安抚沟通工作。

9. 密切观察病情

图 4-18-1 （续）

十九、护理优良事件管理制度

1 目的

规范护理优良事件管理。

2 通用范围

全院护理单元。

3 定义

护理优良事件指护士在临床工作中，主动观察、评估、及时判断患者病情，并积极处理，为医疗、诊断提供重大信息、杜绝重大医疗纠纷、避免重大并发症、协助疑难重症诊断的重大事件。

4 内容

4.1 鼓励积极主动上报优良事件，发现护理优良事件后48小时内由当事人在医院安全（不良）事件管理系统上报。

4.2 科主任、护士长应及时对优良事迹给予肯定，对当事人给予表扬。

4.3 护理部对上报的护理优良事件进行讨论认定，典型的优良事件给予护士长综合目标考核加分奖励，在护士长例会进行分享。

二十、危重患者风险评估及安全防范制度

1 目的

规范危重患者风险评估工作，保障危重患者生命安全。

2 通用范围

全院护理单元。

3 定义

危重患者指生命体征不稳定，病情变化快，两个以上的器官系统功能不稳定、减退或衰竭，病情发展可能会危及生命，或早期预警评分表（MEWS评分表）≥6分的患者。

4 内容

4.1 危重患者风险评估

4.1.1　危重、大手术后的住院患者均必须采用MEWS评分表进行评估。真正落实预防为主的护理理念。

4.1.2　危重患者风险评估包括管道风险、跌倒/坠床风险、压疮风险、血栓风险、误吸风险、营养风险、用具器械风险、意外伤害风险等。

4.1.3　应动态评估危重患者的护理风险，并记录。

4.1.4　对于已存在风险者，护士必须密切观察其病情变化，及时报告，积极采取防范措施，并做好交接班。

4.2 危重患者安全防范

4.2.1　护理人员应全面掌握患者病情，及早发现潜在的安全隐患并采取积极有效的防范措施。

4.2.2　对疑难、复杂、跨专科的危重症患者，及时申请相关专科的护理会诊。

4.2.3　保证抢救设备、用物及药物的完好和齐全。

4.2.4　制定并完善护理安全指引及应急预案。

4.2.5　对昏迷、意识不清及躁动不安的患者，适当使用床栏或约束带进行约束。

4.2.6　预防危重患者压疮、非计划拔管、跌倒及坠床等事件的发生。

4.2.7　做好危重症患者护理质量敏感指标监控。

4.2.8　合理调配特殊环节、重点时段的人力资源。

4.2.9　每半年进行一次临床应急演练，每年进行一次急救技能培训及考核。

4.2.10　鼓励患者家属参与医疗安全工作。

5　参考资料

5.1　《三甲医院评审标准（2020年版）广东省实施细则》

5.2　《广东省护理管理工作规范（第4版）》

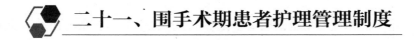

二十一、围手术期患者护理管理制度

1　目的

规范围手术期患者评估，制定合理的护理计划与措施，保证护理质量与安全。

2　通用范围

手术护理单元。

3　定义

围手术期护理指手术患者从入院开始，经过术前、术中和术后，直至基本康复出院的全过程，包括手术前期、手术期、手术后期3个阶段的护理。

4　内容

4.1　工作职责

4.1.1　护士长／组长

督查围手术期患者护理评估的及时性、准确性及护理计划与措施的落实情况。

4.1.2　责任护士

负责围手术期患者护理评估，落实各项护理措施并做好记录。

4.2　工作内容

4.2.1　术前评估及护理

4.2.1.1　评估患者生命体征、皮肤、管道、相关检查结果、麻醉方式、手术方式、手术术野要求、抗菌药物过敏试验结果、手术耐受性、睡眠、饮食、排便、心理状态、女性患者月经来潮情况等。

4.2.1.2　评估患者家庭、社会支持及经济情况。

4.2.1.3　制订护理计划，做好术前、术后注意事项宣教，落实各项护理措施。

4.2.1.4　术前晚评估患者睡眠情况，必要时遵医嘱给予镇静药。

4.2.1.5　术前测量患者生命体征并记录，有异常及时通知医生。

4.2.1.6　检查患者术前、术中用药准备情况。

4.2.1.7　完善《手术患者转运交接单》记录。

4.2.2　术中评估与护理

4.2.2.1　核对患者身份信息、手术名称、手术方式、手术部位与标记、皮肤完整性、术野皮肤准备、静脉通道建立情况、过敏史、抗菌药物皮试结果、术前备血、假体、体内植入物、管道影像资料、病历、物品等及知情同意情况。

4.2.2.2　按照《手术安全核查表》，进行检查记录。

4.2.2.3　评估手术间温湿度、灯光、患者病情、手术进展、术中出血、输液、体位、皮肤、尿液等情况。

4.2.3　术后评估与护理

4.2.3.1　评估床单元、仪器、物品准备是否完善。

4.2.3.2　护理单元护士与麻醉医生、手术室/复苏室护士交接时评估患者身份、麻醉恢复情况、生命体征、切口、引流管、皮肤和输液等，完成《手术患者转运交接记录单》交接内容。

4.2.3.3　对患者进行疼痛、压疮、跌倒、生活自理能力、下肢深静脉血栓（DVT）、营养等方面的评估。详见《患者评估制度》《压疮风险管理制度》《患者跌倒防范管理制度》《分级护理制度》《深静脉血栓患者风险管理制度》等。

4.2.3.4　术后按照医嘱和（或）术后护理常规评估患者生命体征、切口渗血情况及病情变化。

4.2.3.5　根据麻醉和手术方式给予合适的卧位，确定术后患者翻身起床活动和进食时间。

4.2.3.6　妥善固定各引流管道，查看标识，准确记录引流量。

4.2.3.7　落实术后患者的基础护理和专科护理，准确记录各项监测结果。

4.2.3.8　根据医嘱正确执行治疗，采取有效措施缓解疼痛，确保患者安全、舒适，促进患者康复。

4.2.4　出院前评估与护理

4.2.4.1　评估患者药物服用、饮食、留置管道等情况，评估患者自理能力和认知情况。

4.2.4.2　家属配合程度。

4.2.4.3　复诊时间。

4.2.4.4　做好患者健康教育，指导患者功能康复锻炼及自我保健。

5　参考资料

5.1　《广东省护理管理工作规范（第4版）》

6　附件

6.1　围手术期患者护理流程图（图4-21-1）

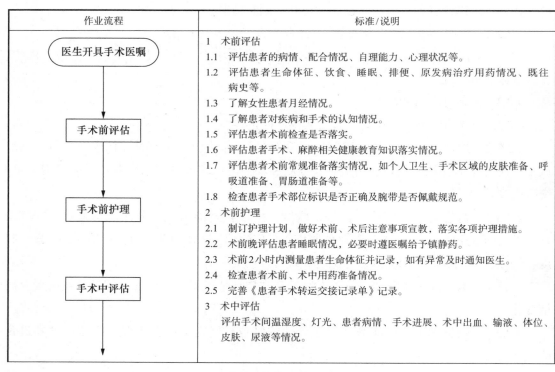

图4-21-1　围手术期患者护理流程图

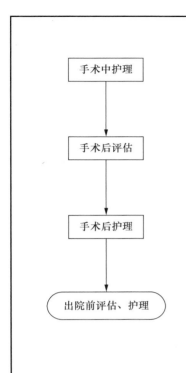

	4　术后评估与护理
	4.1　评估床单元、仪器、物品准备是否完善。
	4.2　护理单元护士与麻醉医生、手术室/复苏室护士交接时评估患者身份、麻醉恢复情况、生命体征、切口、引流管、皮肤和输液情况等，完成《手术患者转运交接单》交接内容。
	4.3　对患者进行疼痛、压疮、跌倒、生活自理能力、下肢深静脉血栓（DVT）、营养等方面的评估。详见《患者评估制度》《压疮风险管理制度》《患者跌倒防范管理制度》《分级护理制度》《深静脉血栓患者风险管理制度》等。
	4.4　术后按照医嘱和（或）术后护理常规评估患者生命体征、切口渗血情况及病情变化。
	4.5　根据麻醉和手术方式给予合适的卧位，确定术后患者翻身起床活动和进食时间。
	4.6　妥善固定各引流管道，查看标识，准确记录引流量。
	4.7　落实术后患者的基础护理和专科护理，准确记录各项监测结果。
	4.8　根据医嘱正确执行治疗，采取有效措施缓解疼痛，确保患者安全、舒适，促进患者康复。
	5　出院前评估、护理
	5.1　评估患者药物服用、饮食、留置管道等情况，评估患者自理能力和认知情况。
	5.2　家属配合程度。
	5.3　复诊时间。
	5.4　做好患者健康教育，指导患者功能康复锻炼及自我保健

图4-21-1　（续）

二十二、重点环节应急管理制度

1　目的

规范护理重点环节的应急管理，提高应急处理能力，保障患者安全。

2　通用范围

全院护理人员。

3　定义

重点环节指患者用药、输血、治疗、标本采集、围术期管理、安全管理（管道管理、压疮管理、跌倒管理等）。

4 内容

4.1 科室应设立应急处理小组，由科主任担任组长，护士长担任副组长，统一指挥、组织和协调。

4.2 在重点环节管理中，工作人员必须严格遵守操作流程。如有意外情况发生，立即按照应急预案迅速处理。科室重点环节应急处理小组每月至少进行一次督查，并持续进行质量改进。

4.3 科室应加强安全意识教育及重点环节应急预案培训演练，做到"人人知晓、人人掌握"。

4.4 在执行重点环节管理的过程中，一旦出现紧急情况，当事人必须第一时间上报科室应急处理小组，应急小组接到报告后必须立即作出反应、采取果断措施，以抢救患者生命和保障患者安全为第一原则。抢救处理结束，必须对事件进行调查核实及取证，并组织全科对事件进行分析、讨论，制定出防范及改进措施。

4.5 在需要多部门协助参与应急处理的特殊情况下，护理部必须立即上报或组织其他部门配合科室进行抢救、应急处理。

5 参考资料

5.1 《广东省护理管理工作规范（第4版）》

5.2 《广东省三级医院评审标准（2020年版）》

二十三、跌倒/坠床防范与报告处理制度

1 目的

防范与减少患者跌倒/坠床意外事件的发生，规范跌倒/坠床报告处理流程。

2 通用范围

全院护理单元。

3 定义

3.1 跌倒指患者在医疗机构任何场所，未预见性地倒于地面或倒于比初始位置更低的地方，伴或不伴有外伤。

3.2 跌倒伤害的分级

3.2.1 轻度（严重程度1级）

指患者跌倒导致青肿、擦伤、疼痛，需要冰敷、包扎、伤口清洁、肢体抬高、局部用药等。

3.2.2 中度（严重程度2级）

指患者跌倒导致肌肉或关节损伤，需要缝合、使用皮肤胶、使用夹板固定等。

3.2.3 重度（严重程度3级）

指患者跌倒导致骨折、神经损伤，需要手术、石膏固定、肢体牵引等。

3.2.4 死亡

指患者因跌倒受伤而死亡，而不是由于引起跌倒的生理事件本身而致死。

4 内容

4.1 跌倒/坠床风险评估

4.1.1 对入院患者进行跌倒、坠床风险评估。

4.1.2 病情变化、用药变化等致跌倒相关因素改变时立即重新评估。

4.1.3 评估频率：中度风险每周评估一次；高度风险每天评估一次，连续评估三次后改为每周评估一次。

4.1.4 出院时未解除风险的患者仍需再次评估。

4.1.5 评估为中/高风险的患者，签署预防跌倒/坠床告知书，住院患者床头悬挂"防跌倒/坠床"的警示标识。

4.2 跌倒/坠床防范措施

4.2.1 保持病室及走廊地面的干燥、平整，保持扶手完好，通道不堆放物品。在易滑倒处设醒目标识，以便提醒患者预防跌倒。

4.2.2 卫生间有防跌倒设施，夜间保证良好照明。

4.2.3 确保病区防跌倒/坠床设施完好，如病床的床栏、床脚刹、扶手、呼叫器等。

4.2.4　呼叫器及常用物品放在患者触手可及范围内。

4.2.5　门/急诊、病房等区域有"预防跌倒/坠床"等相关健康教育宣传资料。

4.2.6　对患者及家属进行防跌倒/坠床安全教育。

4.2.7　多部门协作

4.2.7.1　全体员工

协助保持环境安全，发现跌倒隐患时，应立即予以纠正或报告相关部门进行处理。

4.2.7.2　医护人员

对患者进行跌倒/坠床风险评估，落实相应的预防措施，对高风险患者防止跌倒/坠床措施落实及患者跌倒/坠床事件进行监控、分析、反馈和改进。

4.2.7.3　药剂科

需提供服用后易发生跌倒的特殊药物目录（如安眠药、镇静药、降压药等）。

4.2.7.4　保洁员

保持地面干燥，拖地或地面潮湿时放置警示标识，保持通道无障碍物。

4.2.7.5　后勤人员

确保各种设施处于安全状态，发现问题要及时报告、维修。

4.2.7.6　其他部门人员

负责各种防跌倒标识的制作、采购、安装防跌倒设施、设备。

4.3　跌倒/坠床报告处理

4.3.1　获知患者发生跌倒/坠床时，当班护士立即赶到现场，安抚患者，初步评估伤情和病情，简要了解事件发生经过，通知医生，协助医生进行诊治。

4.3.2　在护理记录单上详细记录患者跌倒/坠床情况，做好交接班。

4.3.3　患者发生跌倒/坠床后，医护人员应将情况告知家属，做好患者和家属的安抚工作。

4.3.4　发生跌倒/坠床事件后，当班护士或责任护士应向护士长报告，并在医院安全（不良）事件管理系统上报不良事件，按《护理不良事件报告处理制度》执行。

5 参考资料

5.1　《广东省护理管理工作规范（第4版）》

5.2　《三级综合医院评审标准（2020版）》

5.3　《护理敏感质量指标实用手册（2016版）》

6 附件

6.1　防跌倒/坠床护理流程图（图4-23-1）

作业流程	标准/说明
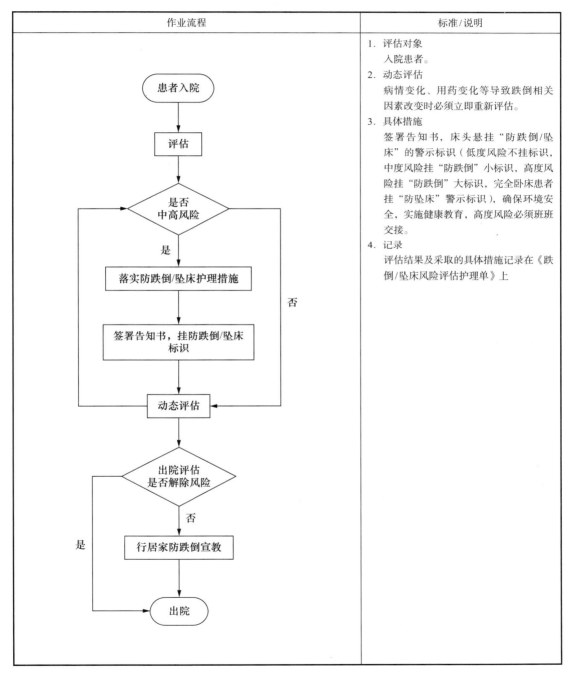	1. 评估对象 　入院患者。 2. 动态评估 　病情变化、用药变化等导致跌倒相关因素改变时必须立即重新评估。 3. 具体措施 　签署告知书，床头悬挂"防跌倒/坠床"的警示标识（低度风险不挂标识，中度风险挂"防跌倒"小标识，高度风险挂"防跌倒"大标识，完全卧床患者挂"防坠床"警示标识），确保环境安全，实施健康教育，高度风险必须班班交接。 4. 记录 　评估结果及采取的具体措施记录在《跌倒/坠床风险评估护理单》上

图4-23-1　防跌倒/坠床护理流程图

6.2 发生跌倒/坠床应急处理流程图（图4-23-2）

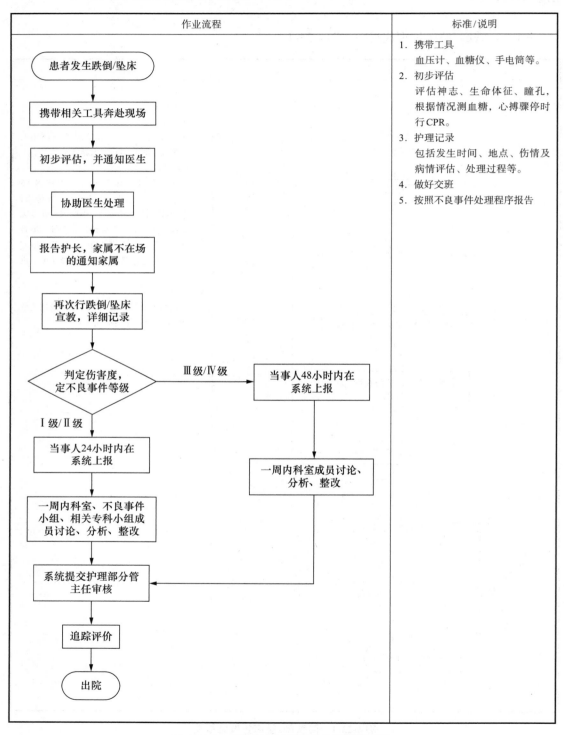

作业流程	标准/说明

作业流程:

患者发生跌倒/坠床

↓

携带相关工具奔赴现场

↓

初步评估，并通知医生

↓

协助医生处理

↓

报告护长，家属不在场的通知家属

↓

再次行跌倒/坠床宣教，详细记录

↓

判定伤害度，定不良事件等级

— Ⅲ级/Ⅳ级 → 当事人48小时内在系统上报 → 一周内科室成员讨论、分析、整改

Ⅰ级/Ⅱ级 ↓

当事人24小时内在系统上报

↓

一周内科室、不良事件小组、相关专科小组成员讨论、分析、整改

↓

系统提交护理部分管主任审核

↓

追踪评价

↓

出院

标准/说明:

1. 携带工具
   血压计、血糖仪、手电筒等。
2. 初步评估
   评估神志、生命体征、瞳孔，根据情况测血糖，心搏骤停时行CPR。
3. 护理记录
   包括发生时间、地点、伤情及病情评估、处理过程等。
4. 做好交班
5. 按照不良事件处理程序报告

图4-23-2 发生跌倒/坠床应急处理流程图

二十四、压力性损伤预防与报告处理制度

1 目的

防范与减少压力性损伤事件的发生，规范其报告处理流程。

2 通用范围

全院医务人员。

3 定义

压力性损伤是由医疗或其他器械导致的位于骨隆突处的皮肤和/或软组织的局部损伤，可表现为皮肤完整或皮肤开放性溃疡，可能会伴疼痛。

4 内容

4.1 压力性损伤风险评估

4.1.1 患者入院或转入均必须进行压力性损伤风险评估，评估率100%。高危患者在入院2小时内进行初次评估。

4.1.2 对压力性损伤高风险患者使用《Braden评估量表》《Waterlow评估量表》或《Norton压疮评估量表》；新生儿使用《Braden-Q评估量表》进行压力性损伤风险评估。

4.1.3 病区有压力性损伤高风险患者住院，必须签署《压疮风险告知书》，床头悬挂"防压疮"的警示标识。手术室高风险患者签署《手术室压疮风险告知书》。

4.1.4 评估频率：高度、极度风险，每天评估1次，连续3天，之后每3天评估1次；中度风险，每周评估1次；低风险加强观察。

4.1.5 患者病情发生变化导致相关因子改变时应立即评估。

4.1.6 出院时未解除风险者仍需评估。

4.2 压力性损伤预防护理措施

4.2.1 减轻患者局部压力。

4.2.2 减少或避免摩擦力和剪切力。

4.2.3 预防性皮肤护理。

4.2.4 改善患者的营养状况。

4.2.5 做好患者及照护者的健康宣教。

4.2.6 做好预防医疗器械压力性损伤发生的措施。

4.2.7 手术患者摆放恰当的姿势，预防术中发生压力性损伤。

4.3 压力性损伤风险报告

根据压力性损伤评估风险等级，高风险患者报告病区护士长，并在压疮风险评估单中审阅签名，同时告知患者或家属，并签署《压疮风险告知书》，手术室签署《手术室压疮风险告知书》。

4.4 压力性损伤报告处理

4.4.1 院内发生压力性损伤

24小时内报告护士长、压力性损伤鉴别小组、分管护理部主任，会诊确定为院内压疮后，填写《压疮报告单》和《压疮护理单》，在医院安全（不良）事件管理软件上报不良事件。

4.4.2 院外带入压力性损伤

24小时内报告护士长，填写《压疮报告单》和《压疮护理单》，报告压疮小组，根据病情需要申请会诊。

4.4.3 《压疮护理单》应描述部位及分期、大小、深浅、基底颜色、渗出液等，每周至少记录一次，伤口出现明显变化时随时记录。

4.4.4 压力性损伤3期及以上的疑难病例，请伤口专科护士会诊。

4.4.5 凡确认是压力性损伤的患者均必须在床头悬挂"压疮护理"标识。

4.5 压力性损伤

在院内发生的分为难免和非难免压力性损伤。

4.5.1 认定条件

以强迫体位如骨盆骨折、高位截瘫、生命体征不稳定、心力衰竭等病情严重、医嘱严格限制翻身为基本条件，并存在大小便失禁、高度水肿、极度消瘦3项中的1项或几项可认定为难免压力性损伤。

4.5.2 定性问题

4.5.2.1 发生院内压力性损伤，由压力性损伤鉴别小组成员（伤口/造口组组长、分管会诊人员、分管护理部主任、不良事件分管护理部主任）进行定性。

4.5.2.2 发生院内压力性损伤，病区护士长一周内组织讨论，参加人员必须有分管护理部主任、分管不良事件护理部主任、科护士长和伤口/造口组组长。

5 参考资料

5.1 《广东省三级综合医院评审标准（2020版）》

5.2 《护理敏感质量指标监测基本数据集实施指南（2018版）》

5.3 《广东省护理管理工作规范（第4版）》

6 附件

6.1 压力性损伤预防流程图（图4-24-1）

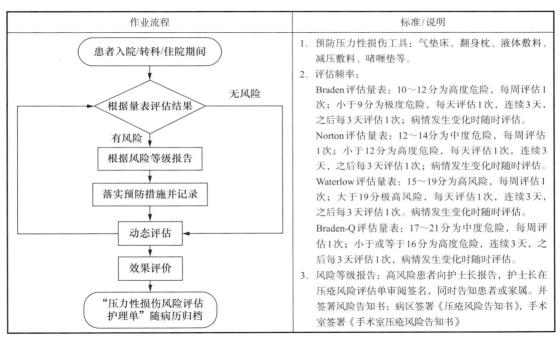

图4-24-1　压力性损伤预防流程图

6.2 压力性损伤高风险患者上报流程图（图4-24-2）

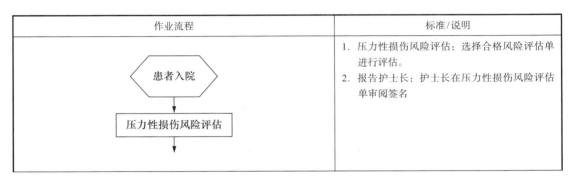

图4-24-2　压力性损伤高风险患者上报流程图

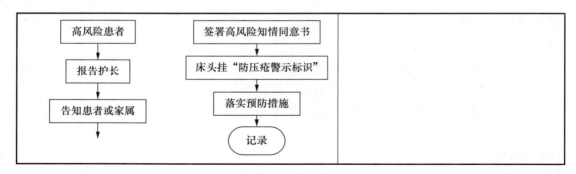

图 4-24-2　（续）

6.3　压力性损伤报告处理流程图（图 4-24-3）

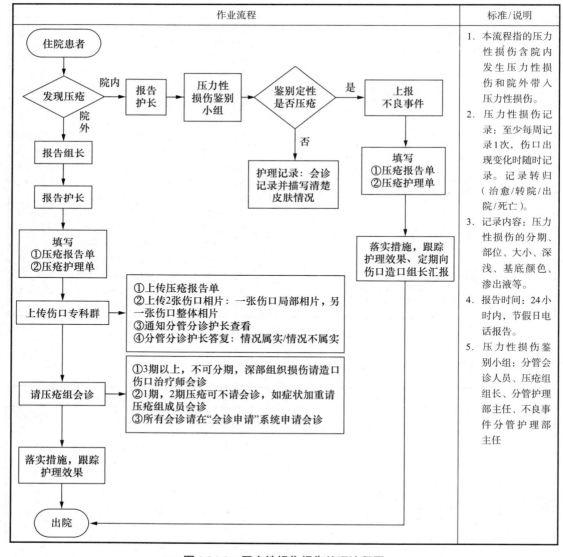

图 4-24-3　压力性损伤报告处理流程图

二十五、静脉输注药物制度

1　目的

规范静脉输注药物的管理。

2　通用范围

全院护理单元。

3　内容

3.1　护士在使用各种输注药物时，掌握药物的药理作用、不良反应、注意事项、常用剂量、适应证、禁忌证、配伍禁忌和用法等。

3.2　根据患者、病情，合理选择药物和溶液，充分考虑药物浓度和溶液量对患者病情的影响，以及溶液 pH 值对药物效果的影响；严格掌握药物的直接与间接配伍禁忌，减少联合用药，保证用药安全有效。

3.3　科室使用新药物前，进行药物相关知识的培训，临床医师和护士均了解该药物的相关知识。

3.4　严格执行消毒隔离制度，防止交叉感染，净化配药空间，定期空气消毒，有效地开窗通风，减少人员流动，配药桌随时擦拭，地面湿式清扫。保证输液空间清洁，舒适。

3.5　在病区进行静脉药物调配时，摆药、加药、护士挂瓶及静脉穿刺（用药）、更换输液瓶等整个流程严格执行核对制度，必要时邀请患者或家属核对。加药后保留安瓿，经另一人核对。

3.6　严格无菌技术操作原则，合理安排输液顺序，有效控制输液速度，密切关注输液情况，包括用药后药效及不良反应，确保输液安全。如有过敏、中毒等反应，立即停用，报告医生，做好抢救准备，必要时做好记录、封存及检验等工作。

3.7　针对疾病和用药，做好用药知识的健康教育。

4　参考资料

4.1　《广东省临床护理管理工作规范（第4版）》

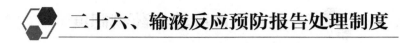

二十六、输液反应预防报告处理制度

1　目的

防范与减少输液反应，规范输液反应报告处理流程。

2　通用范围

全院。

3　定义

3.1　输液反应

输液反应指由静脉输液引起的异常表现或不良反应的总称。

3.2　输液反应类型

输液反应类型包括发热反应、急性肺水肿、静脉炎、空气栓塞、药物过敏反应。

3.3　输液反应发生的原因及临床表现

3.3.1　发热反应

输液发热反应是由于药液不纯，溶液污染，特别是药物配置过程污染，输液穿刺部位消毒不严等原因造成。临床特点是输液后数分钟或1小时内患者出现发冷、寒战、发热等，体温波动在38～40℃，停止输液后体温在1～2小时内恢复正常。

3.3.2　急性肺水肿

患者原有心肺功能不良，输液速度过快，单位时间内输注液体过多，循环血量急剧增加，心肺负荷过重，导致急性肺水肿。临床特点为患者突然出现呼吸困难，胸闷、气喘，咳嗽，咳出大量粉红色泡沫样痰液。可见颈静脉怒张，听诊可发现双肺布满湿啰音，心率加快，节律不齐，普通吸氧不易改善症状。

3.3.3　静脉炎

静脉炎主要是长期输注高浓度、刺激性强的药物；静脉内留置刺激性较大的塑料留置导管针，引起局部静脉壁发生化学性炎性反应；静脉穿刺时局部消毒不严，导致感染性炎性反应。

输液性静脉炎的临床特点：沿静脉走向出现条索状红线，局部组织出现红肿热痛表现，重者出现畏寒、发热等全身症状。

3.3.4 空气栓塞

空气栓塞的原因有：输液导管内的空气未排净；导管连接不紧，导管漏气；拔出沿上腔静脉回流的较粗的深静脉导管，拔管后穿刺点未加压包扎；加压输液时无人看护，液体输完未及时更换，上腔静脉回流深静脉留置导管脱落，或接头脱落，腔静脉血流快速回心，空气流随导管进入血管内。

3.3.5 药物过敏反应

药物过敏反应多为输入的溶液中加了药物，最常见的是各种抗生素、磺胺类药物、葡萄糖酐、水解蛋白等。其原因是这些药物的制作不纯、过期、变质，或因患者对药物过敏。

4 内容

4.1 输液反应预防

4.1.1 实行全面质量管理，确保处方质量，保证输液用具和输液过程的安全。

4.1.2 掌握静脉滴注原则，有效减少静脉滴注给药，原则上口服能达到治疗目的的则不用注射或静滴。

4.1.3 正确选择输液，小容量输液可缩短输液时间，减少药物水解，保持较高的浓度。

4.1.4 输液前要认真检查药品质量，检查封口是否松动，是否裂瓶、长菌、异物、浑浊等异常；检查药品是否在有效期内，输液器是否破袋漏气。

4.1.5 严格执行消毒制度，遵守无菌技术操作规程。仔细查验药物和输液用具的质量和有效期，保证输注穿刺过程无菌，确保输液安全。

4.1.6 护理人员应严格按照药物说明书规定配液，并注意加药顺序，严禁随意配伍，任何药物要做到即配即用。

4.1.7 严格掌握输液速度。输注含 K^+、Ca^{2+}、Mg^{2+} 等药物时，滴速过快可引起患者不适甚至病情恶化，也可引发内毒素阈值低的敏感患者发生输液反应。输液速度过快会使心脏负荷过重，导致肺水肿，或机体一时适应不了而产生寒战。

4.1.8 控制增加输液反应的途径：内毒素、微粒、溶液 pH 值改变等。净化配药空间，空气消毒机定时消毒，严格执行消毒隔离制度，保证配药环境清洁，防止交叉感染。

4.1.9 科学安排输液顺序，有效控制输液速度，合理调整输液量。

4.1.10 输液前认真检查输液器的质量，排尽导管内的空气，查看各个接头是否紧密可靠；输液过程中加强巡视，及时更换输液瓶或拔针；加压输液时必须专人护理，对于上胸部深静脉留置针的封闭帽要固定可靠，告诫患者避免剧烈变换体位，防止导管脱落；深静脉导管拔管后必须加压包扎。

4.1.11 详细询问药物过敏史；严格执行药物过敏试验的观察与判断。

4.2 输液反应处理

4.2.1 患者出现输液反应，立即停止输液，保留剩余溶液及原输液器，更换液体及输液器，保留静脉通路、对症处理。通知值班医生，必要时报告科主任、护士长。

4.2.2 配合医师，对症治疗、抢救。如寒战者给予保暖、高热者给予冰敷，必要时吸氧，并按医嘱给予药物处理。

4.2.3 严密观察患者病情变化，并做好记录。

4.2.4 残液要用75%乙醇棉球封闭孔道后，放冰箱冷藏室保存。

4.2.5 检查液体质量，输液瓶是否有裂缝，瓶盖是否有松脱；记下药液、输液器及使用的注射器的名称、剂量、厂家、批号，用一次性无菌巾、胶袋，把输液瓶（袋）连滴管、针头包好，放冰箱保存，与药剂科或检验科联系，药品待药剂科转交相关部门抽样检查，输液器等用具送检验科细菌实验室做相关的细菌学检验。

4.2.6 在医院安全（不良）事件管理系统上报输液反应，及时上报护理部、院感科、医务科、药剂科等，并做好护理记录及交班工作。

5 参考资料

5.1 《广东省护理管理工作规范（第4版）》

6 附件

6.1 输液反应报告处理流程图（图4-26-1）

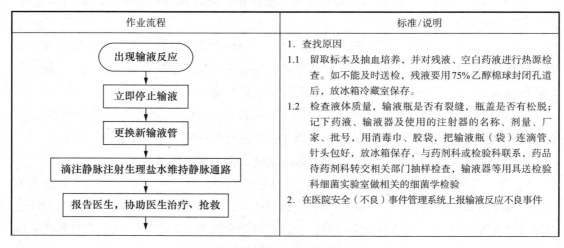

图4-26-1 输液反应报告处理流程图

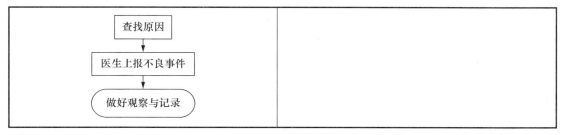

图 4-26-1 （续）

 二十七、输血及使用高警示药物时"暂停"核对制度

1 目的

规范护理人员的操作，保证高警示药物使用及输血安全。

2 通用范围

全院护理单元。

3 内容

3.1 实施"暂停"核对制度的范围

输血、高警示药物、抢救时的口头医嘱、超出正常剂量的药物。

3.2 实行"暂停"查对制度的核对要求

3.2.1 在执行上述操作时，严格执行由两名护士（特殊情况下请医生核对）停止其他一切治疗活动，同时在患者床边实行再次核对。

3.2.2 核对资料

患者的腕带信息、床头卡、PDA、输血时加对医嘱及原始血型验单。

核对方法：嘱患者/家属陈述患者名字，询问血型，并实行两人唱对方法核对。

3.2.3 核对内容

发血报告单上患者床号、姓名、住院号、血型、血量；核对供血者的血型与患者的交叉相容试验结果；核对血袋上标签的姓名、献血编号、血型与发血报告单上是否相符；核对血制品的种类、剂量与发血报告单和医嘱内容是否相符。

3.2.4 其他内容，请参考如下相关规范及指引

《医疗机构临床用血管理办法》《临床输血技术规范》《查对制度》《高警示药物管理规定》。

4 参考资料

4.1 《广东省护理管理工作规范（第4版）》

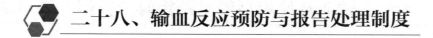

二十八、输血反应预防与报告处理制度

1 目的

防范与减少输血反应的发生，规范其报告处理流程。

2 通用范围

全院医务人员。

3 内容

3.1 输血反应预防

3.1.1 取回的血应尽快输用，不得自行贮血。输血前将血袋内的成分轻轻混匀，避免剧烈振荡。检查血质量、有无凝血、溶血、血袋完好情况，血液中不得加入其他药物。

3.1.2 输血前、后用静脉注射生理盐水冲洗输血管道。两袋血之间静脉注射生理盐水冲洗输血器。

3.1.3 当血需要缓慢输注时，联系输血科将红细胞或全血分装成更小的单位。

3.1.4 临床大剂量或快速输血、交换输血使用血液复温的设备，并具有温度显示。

3.1.5 当需要快速输血时，根据说明书使用外部加压设备，外部加压设备应配备一个压力表，完全包住血液包，且压力均匀，压力不应超过300mmHg。

3.1.6 预防发热反应

输血器具应在有效期内，输血器在输血前用静脉注射生理盐水冲洗。对白细胞及血小板凝集素阳性的患者应输入无白细胞及血小板的红细胞悬液。

3.1.7　预防过敏反应

有过敏体质者，遵医嘱用药。

3.1.8　预防溶血反应

强调输同型血，在输血前要认真负责做血型鉴定及交叉配血试验。严格遵守操作规程。在取血时、输血前要2人以上在床边反复查对血型、姓名、住院号等，血液在有效期内使用。

3.1.9　输血量过多

输血量过多、过快可引起循环负荷过重，输血时应控制输血量及速度，尤其对老年人、小儿、贫血及心肺功能不良的患者更应注意。

3.1.10　预防细菌污染血液反应

要求采血、取血、输血各过程均应严格无菌操作技术，严格遵守规定的程序。

3.1.11　输血完毕后，医护人员将输血记录单（交叉配血报告单）贴在病历中，并于24小时内将血袋送回输血科（血库）至少保存一天。

3.2　输血反应报告处理

输血过程中应先慢后快，再根据病情和年龄调整输注速度，并严密观察受血者有无输血不良反应，如出现异常情况应及时处理。

3.2.1　减慢或停止输血，使用新的输液管用静脉注射生理盐水维持静脉通道。

3.2.2　立即通知值班医师及时检查、治疗和抢救，并查找原因，做好记录。同时，通知输血科人员，报告医务科、护理部。

3.2.3　疑为溶血性或细菌污染性输血反应，应立即停止输血，启用新的输液管滴注静脉注射生理盐水维持静脉通路，及时报告医生，在积极治疗抢救的同时，做以下核对检查。

3.2.3.1　核对用血申请单、血袋标签、交叉配血试验结果。

3.2.3.2　核对受血者及供血者ABO血型、Rh（D）血型。用保存于冰箱中的受血者与供血者血样、新采集的受血者血样、血袋中血样，重测ABO血型、Rh（D）血型、不规则抗体筛选及交叉配血试验（包括盐水相和非盐水相试验）。

3.2.3.3　立即抽取受血者血液送检。

3.2.4　如怀疑细菌污染性输血反应，抽取血袋中血液做细菌学检验。

3.2.5　尽早检测血常规、尿常规及尿血红蛋白。

3.2.6　做好护理记录，由医生在医院安全（不良）事件管理系统上报输血不良反应事件。

4　参考资料

4.1　《广东省临床护理管理工作规范（第4版）》

4.2 《输液治疗实践标准（2016年修订版）》

5 附件

5.1 输血反应报告处理流程图（图4-28-1）

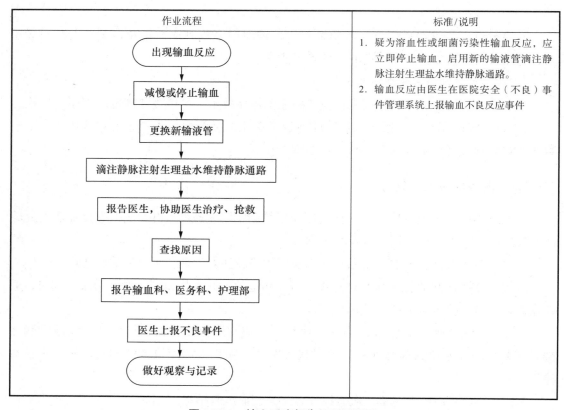

作业流程	标准/说明
出现输血反应 → 减慢或停止输血 → 更换新输液管 → 滴注静脉注射生理盐水维持静脉通路 → 报告医生，协助医生治疗、抢救 → 查找原因 → 报告输血科、医务科、护理部 → 医生上报不良事件 → 做好观察与记录	1. 疑为溶血性或细菌污染性输血反应，应立即停止输血，启用新的输液管滴注静脉注射生理盐水维持静脉通路。 2. 输血反应由医生在医院安全（不良）事件管理系统上报输血不良反应事件

图4-28-1 输血反应报告处理流程图

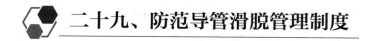

二十九、防范导管滑脱管理制度

1 目的

规范管道管理，防范导管滑脱。

2 通用范围

全院护理单元。

3　定义

导管滑脱指非预期情况下，患者体内留置导管从体内部分或全部滑出体外。

4　内容

4.1　对各种管道均应妥善固定，连接紧密，标识清晰，班班交接。

4.2　对患者及其家属进行宣教，告知导管滑脱的风险及防范措施。

4.3　对意识不清、躁动、老年、小儿患者，特别注意导管的保护，必要时给予保护性措施。

4.4　患者在活动或护理人员为患者翻身、移动时，应先检查导管固定是否妥当、牢固，活动幅度不宜过大，避免导管受牵拉脱出。

4.5　加强巡视，随时了解患者情况，对存在导管滑脱风险的患者，根据情况安排家属陪伴。

4.6　患者发生留置导管滑脱时，迅速采取补救措施，通知值班医生及护士长，上报护理不良事件。

5　参考资料

5.1　《临床护理技术规范（基础篇）（第二版）》

6　附件

6.1　患者管道滑脱风险评估流程图（图4-29-1）

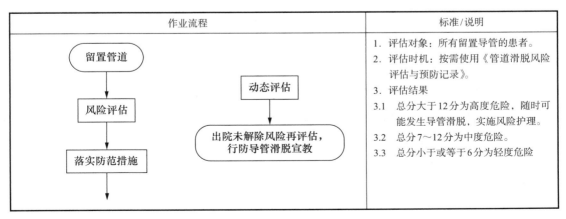

图4-29-1　患者管道滑脱风险评估流程图

三十、自杀/其他行为紊乱患者的管理制度

1　目的

为有自杀倾向或自杀/其他行为紊乱患者提供安全和及时的治疗护理。

2　通用范围

全院医务人员。

3　内容

3.1　在住院或治疗的任何阶段，发现或怀疑患者存在或有潜在自杀意图时，应做好以下工作：

3.1.1　立即通知主管医生或值班医生，并报告科主任、护士长，并做好病房交接班。

3.1.2　保持镇静，给患者安抚、倾听、接纳、疏导情绪等进行自杀危机干预。

3.1.3　提供持续的护理观察，以保护患者及其他人员的安全，告知家属患者存在自杀风险并签署知情同意书，要求家属必须24小时陪伴。

3.1.4　提供安全的环境

所住的房间应尽可能避免危险的或潜在危害性的物品的出现。所有关于安全的措施应在尊重患者及事先通知的前提下采取。

3.1.5　有自杀倾向的患者经精神专科会诊确诊有精神疾病的，应尽快转送患者至精神专科医院。

3.2　如果患者已实施自杀，护士应及时采取以下措施：

3.2.1　评估患者的生命体征，并立即与值班医生或主管医生联系，配合进行必要的抢救。

3.2.2　通知科主任、护士长，同时报告医务部、护理部、保卫办公室。

3.2.3　由保卫办公室维护好自杀现场秩序。

3.2.4　通知患者家属，做好安慰工作。

3.2.5　做好详细的护理记录。

3.2.6　上报不良事件。

4 **参考资料**

4.1 《实用精神科护理（第2版）》

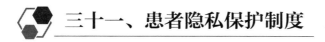

三十一、患者隐私保护制度

1 **目的**

尊重患者隐私权，完善保护患者隐私的管理措施和设施。

2 **通用范围**

全院医务人员。

3 **内容**

3.1 为患者严守秘密，不向他人泄露患者隐私，不允许将患者秘密作为笑谈资料，尊重患者的宗教信仰和隐私权。

3.2 医务人员不得在患者面前谈论不利于治疗的问题，也不得谈论医疗差错、事故，以免对患者产生不良刺激。

3.3 如实告知患者病情，可能对患者产生不利影响时，应先征求患者家属意见，与家属商量告知患者的时机。

3.4 患者在检查室、手术室、诊疗室、住院病房等场所接受医疗服务时，提供单人诊室，或使用屏风、活动帘进行遮挡。除直接从事诊疗、护理工作的医务人员外，其他任何人（包括与诊疗无关的医务人员）都无权介入。

3.4.1 在采集患者的特殊传染病史、性病史、生育史、流产史、月经史、性生活史等敏感资料时，应请其他无关人员回避，主动向患者解释采集相关内容的重要性，并且不得用歧视性的语气。

3.4.2 男性医护人员需要对女性患者身体隐私部位进行检查、治疗护理时，应先征求女性患者的同意，并安排其他医护人员或家属在场。

3.4.3 女性患者需要暴露身体隐私部位进行治疗护理时，做好解释工作，取得配合，操作时尊重患者，提供隐蔽环境，并拒绝无关的人在场。

3.4.4 医疗机构及其医务人员不得将艾滋病患者或感染者的姓名、地址等信息公布或传播。

3.5　当因教学工作需要，需进行现场示教时，或在患者清醒的情况下手术、治疗时，不可泄露患者不应该了解的情况。需要患者暴露身体或由实习护士对患者进行诊疗，应先征求患者的同意。

3.6　住院患者床头卡上不写入院诊断。患者私人资料必须保密，病历存放于专用的病历车并加锁保管，涉及患者资料的计算机设置密码登录及屏保。

3.7　本院其他工作人员不得借工作之便私自查看或复印病案和其他医疗资料。

3.8　尊重和维护患者民族习惯和宗教信仰，在接待患者入院时，要详细询问患者的风俗习惯，并为患者安排好检查、治疗及生活细节等。

4　参考资料

4.1　广东省《护理管理工作规范（第4版）》

三十二、患者舒适体位安全管理制度

1　目的

维持正确的体位，满足患者舒适、安全、治疗和康复需要。

2　通用范围

全院护理单元。

3　内容

3.1　体位管理遵循保证患者舒适、安全、治疗和康复的原则。

3.2　维持正确的体位。提供功能完好的病床和适宜的支撑工具，以满足正确卧位摆放的需求，保证患者安全、舒适和预防并发症的发生。

3.3　护士应熟悉各种体位的护理及适应证，正确指导和协助患者采取舒适、安全的体位，并根据患者的病情和治疗需要调整相应的体位。

3.4　协助患者变换体位前，护士应评估患者体位是否能满足舒适、安全、治疗和康复需要，患者是否能自行变换体位，患者病情、营养和皮肤状况对维持一定体位和姿势的耐受时间和程度的影响等。

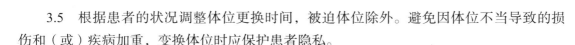

3.5　根据患者的状况调整体位更换时间，被迫体位除外。避免因体位不当导致的损伤和（或）疾病加重，变换体位时应保护患者隐私。

3.6　为患者进行体位护理时，护士应正确应用人体力学原理，保证患者安全舒适，防止护士职业损伤，提高工作效率，必要时使用辅助用具。

3.7　护理被迫体位的患者时，护士应采取措施预防各种并发症的发生。

3.8　床单位设置应尽量考虑患者的方便、舒适、安全等条件，将传呼器放在患者易取到的地方，日常用物（如眼镜、时钟、洗漱物品、杯子等）准备齐全，放置有序合理，便于取用，保持视野开阔。保持床单清洁、干燥及平整。

4　参考资料

4.1　《广东省护理管理工作规范（第4版）》

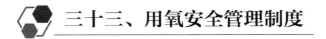

三十三、用氧安全管理制度

1　目的

加强用氧安全管理，保障患者安全。

2　通用范围

各临床科室。

3　内容

3.1　中心供氧的设备安装、调试、维修，必须由经过培训的技术人员操作。

3.2　中心供氧接口防尘装置完整，有"防震、防火、防热、防油"的警示标识，禁止室内吸烟，发现故障及时上报。

3.3　氧气瓶存放于阴凉处，周围严禁烟火和易燃品，至少离暖气≥1m，氧气瓶上应挂有"防震、防火、防热、防油"警示标识，专人负责管理，发现问题及时通知设备科维修。氧气瓶内氧气不可用尽，瓶内压力要≥0.5MPa（5kg/cm^2），避免灰尘进入瓶内，充氧时引起爆炸。氧气瓶压力<0.5MPa（5kg/cm^2）时，要挂上"空"标识，并及时通知后勤人员更换。

3.4   备用的氧气瓶要挂上"满"标识，同时备有吸氧管、氧气表及干燥的湿化瓶，处于应急状态。

3.5   在搬运氧气瓶时，避免倾倒、撞击，防止爆炸；用氧前，应检查氧气装置有无漏气，是否通畅及用氧环境是否安全。

3.6   为患者吸氧时，应先调节流量而后使用；停用时先取下鼻导管，再关闭氧气开关；中途改变流量时，先将氧气和鼻导管分离，调节好流量后再连接鼻导管。

3.7   严格掌握给氧方式、浓度、流量、时间，做到准确及时吸氧，注意观察缺氧症状改善情况、氧疗副作用。

3.8   告知患者及其家属氧疗的目的，安全用氧的重要性，用氧注意事项及配合方法；做到四防："防震、防火、防热、防油"，严禁自行调节氧流量。

4　参考资料

4.1   《广东省护理管理工作规范（第4版）》

三十四、平车及轮椅安全运送制度

1　目的

规范平车及轮椅运送患者的管理，确保患者的安全。

2　通用范围

全院护理单元。

3　内容

3.1   每天要有专人检查平车、轮椅是否处于正常状态，确保平车、轮椅车轮、刹车、护栏、安全带等性能和相关配置符合转运的要求。

3.2   评估患者的病情、年龄、意识、肌力与肌张力、生活自理能力、有无引流管及夹板固定等情况；评估转运的目的、可利用的设备资源，尽可能减少不必要的转运；评估环境，尽量减少转运过程中的不安全因素。根据评估结果确认患者是否适宜转运或需要转运，选择恰当的转运工具、转运方式和参与人员。

3.3 严重的臀部压疮或骨盆骨折未愈合者，不宜使用坐式轮椅。卒中康复期患者，神志清醒、能稳定坐位≥30分钟者才可以使用轮椅。

3.4 转运前告知患者/家属使用平车/轮椅转运的目的、方法、可能出现的不适与并发症，取得理解与配合。

3.5 转运时平车两边上护栏，防止患者坠床，轮椅运送需扣上安全带。

3.6 正确搬运患者。根据不同病情采用合适的搬运、固定和移位方法。搬运过程中保持患者身体处于正常功能位。保护患者隐私，避免拖拽。

3.7 保证患者运送过程的安全和舒适。上下坡时，使用平车患者头部应处于高位，使用轮椅时患者处于高位。运送过程中，护士应站于患者头侧，密切观察病情。发生呼吸心搏骤停、窒息等情况时，就地抢救。

4 参考资料

4.1 《广东省护理管理工作规范（第4版）》

5 附件

5.1 平车/轮椅检查登记表（表4-34-1）

表4-34-1 平车/轮椅检查登记表

年　　月

日期	平车（＊台）	轮椅（＊台）	检查情况	检查者签名

续表

日期	平车（＊台）	轮椅（＊台）	检查情况	检查者签名

备注：

1. 平车、轮椅实行专人管理，由带检护理员负责每天检查平车及轮椅是否处于正常状态，确保平车及轮椅的车轮、刹车、护栏、安全带等性能和相关配置符合转运的要求，并保持整洁。

2. "检查情况"填写说明：全部平车及轮椅性能良好的写性能良好，如有个别平车/轮椅存在性能问题需写清楚具体存在问题，并报修；或因客观原因暂无法归位的情况，应写清楚去向。

3. 各科室根据实际情况完善平车、轮椅的基数后再打印本表使用，定点放置。

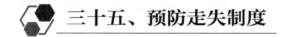

三十五、预防走失制度

1　目的

及时识别具有现存或潜在的走失风险的患者，采取有效措施。

2　通用范围

全院护理单元。

3　定义

走失指意识或定向障碍的患者，被动地失去方向，不能返回原治疗场所，给自己或他人带来安全威胁的状态。

4　内容

4.1　评估患者的意识、精神状态及其家属的沟通接受能力。患者有现存/潜在走失危险时，应及时与医生、护士、家属、保安等相关人员取得联系，加强看护，并报告病区主任、护士长。

4.2　对走失高危人群，应在床头挂"防走失"警示标识，穿防走失病号服。

4.3　告知患者/家属，患者现存或潜在的走失风险，留陪人24小时陪护。

4.4　各班护士应定时巡视病房，做好交接班。发现患者不在病房时，应及时追问去向，查明原因，必要时报告科室主任、护士长。

4.5　确定患者走失后，护士长应向保卫办公室、护理部报告，护理部逐级上报。

4.6　科室上报不良事件，并进行分析、讨论。

5 参考资料

5.1　《临床护理技术规范（基础篇）（第二版）》

6 附件

6.1　预防走失流程图（图4-35-1）

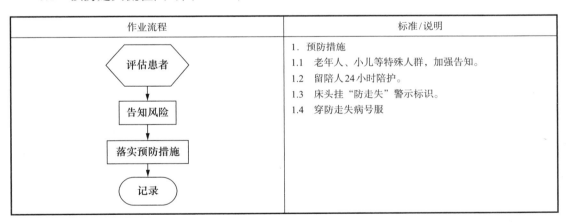

作业流程	标准/说明
评估患者 → 告知风险 → 落实预防措施 → 记录	1. 预防措施 1.1 老年人、小儿等特殊人群，加强告知。 1.2 留陪人24小时陪护。 1.3 床头挂"防走失"警示标识。 1.4 穿防走失病号服

图4-35-1　预防走失流程图

三十六、约束用具使用安全管理制度

1 目的

限制不合作患者身体或肢体的活动，防止自伤或伤人，确保患者安全和各项治疗护理工作的顺利完成。

2　通用范围

全院护理单元。

3　内容

3.1　使用约束用具前护士应充分评估患者的病情、意识、活动能力、心理状况、约束部位皮肤和四肢循环等情况，对使用约束用具的认知和接受程度。

3.2　告知患者或家属约束的目的、时间和方法、并发症及配合事项，征得理解和同意，并签署《约束知情同意书》。

3.3　根据患者情况，选择合适的约束方法及约束用具。

3.4　使用约束用具期间护士应每15～30分钟巡视患者一次，检查患者肢体活动程度与范围以及约束松紧度（使用约束带时应打活结），将患者肢体摆放于功能位。

3.5　观察约束部位皮肤完整性及肢体循环情况，出现皮肤苍白、冰冷、肿胀、发绀、麻木、刺痛等情况时应立即解除约束，必要时给予相应处理。

3.6　连续约束者每2小时松解一次，松解时间为15～30分钟，对肢体水肿明显但仍需约束者应有保护措施，以避免皮肤损伤，并适当抬高肢体。必要时更换约束部位。

3.7　责任护士应在护理记录单上记录约束原因、方法，约束起止时间、松解与间隔时间，全身和局部皮肤情况，约束相关并发症的处理措施及效果，做好交接班。

4　参考资料

4.1　《基础护理学（第六版）》

4.2　《临床护理技术规范（基础篇）（第二版）》

5　附件

5.1　约束用具使用流程图（图4-36-1）

作业流程	标准/说明
评估患者 ↓ 签署知情同意书	1.　约束用具及方法 1.1　宽绷带：常用于固定手腕及踝部。 1.2　肩部约束：用于固定肩部，限制患者坐起。 1.3　膝部约束：限制患者下肢活动。

图4-36-1　约束用具使用流程图

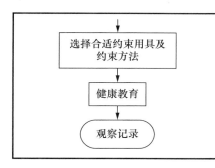

<table>
<tr><td>选择合适约束用具及
约束方法

健康教育

观察记录</td><td>1.4　乒乓球手套约束：将患者5指并拢套入手套内，较硬板面向着掌心，被约束部位腕关节衬棉垫，将约束带环绕手腕数圈，其松紧度以能塞进1~2指为宜，打结固定（或扣好带子）系于床沿。
2．观察及记录
2.1　记录约束原因、方法，约束起止时间、松解与间隔时间，局部皮肤情况。
2.2　根据患者实际情况每30分钟~2小时评估约束部位皮肤情况、呼吸次数、循环情况，有无约束相关并发症、处理措施和效果</td></tr>
</table>

图4-36-1　（续）

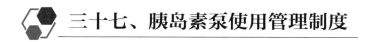

三十七、胰岛素泵使用管理制度

1　目的

规范胰岛素泵的使用管理。

2　通用范围

全院使用胰岛素泵的科室。

3　内容

3.1　安全管理

3.1.1　胰岛素泵（以下简称泵）操作人员必须经过相关的专业培训，培训考核合格后方可操作。

3.1.2　设专人管理，定点放置、定期维护。责任护士负责做好泵的使用记录（记录内容为：患者姓名、床号、开始时间及更换管道时间），使用结束后，护士必须将泵的基础率设置为"0"，并登记结束的使用时间，做好清洁消毒后。

3.1.3　用泵患者必须签署知情同意书，规范开具医嘱，在医嘱中注明基础率/量和餐前大剂量；装泵前，护士严格执行查对制度，对照医嘱双人核对胰岛素的品种及基础率/量、餐前大剂量。

3.1.4　针对泵所使用胰岛素的品种和规格要有明确的规定，必须使用短效胰岛素。

3.1.5　对使用泵的患者管理必须做到"责任到人"，医护人员在交接班时一定要做好交接工作，严格执行交接班制度。

3.1.6 胰岛素泵公司售后人员定期协助临床科室对胰岛素泵做好相关的质量检查，发现问题给予及时解决，及时排除故障。

3.2 人员管理

3.2.1 护士装泵前，备用的胰岛素必须提前复温至少30分钟。

3.2.2 规范血糖监测，选择7段或8段法（三餐前、三餐后2小时、睡前，必要时凌晨3点），以便医生对治疗方案的进一步调整。根据血糖的情况正确评估患者胰岛素泵治疗后的反应，如发现血糖过高（≥16.7mmol/L）或过低（≤3.9mmol/L），及时通知医生。

3.2.3 使用泵过程中护士要做到"五评估、三交代、一巡视、二检查、三及时"。①五评估：血糖情况、食物供给情况、胃纳情况、输注部位、剩余药量；②三交代：进食时间、胰岛素泵报警及时告知医护人员、出现低血糖及时告知医护人员；③一巡视：护士及时巡视患者并询问进食情况；④二检查：查输注管道是否通畅，检查餐前追加；⑤三及时：及时监测血糖并输入，及时输入大剂量，及时处理报警。

3.2.4 积极开展有关胰岛素泵的学习，为非内分泌科提供必要的信息和支持。

3.3 患者/家属教育

3.3.1 注意观察低血糖反应，如有心慌、出冷汗等低血糖症状嘱其立即进食含糖食物，同时报告医护人员。

3.3.2 指导患者将泵置于胰岛素泵外套中，保持连接通畅，避免受压或摔地，洗澡时使用分离器拆下胰岛素泵，分离时间不超过1小时，沐浴完毕立即连接。

3.3.3 如果接受X线、磁共振成像、CT扫描或其他放射类型的放射检查，检查前必须拆下胰岛素泵并远离放射区域。

3.3.4 原则上使用胰岛素泵的患者只能在院内住院治疗，不得随意外出，如患者特殊情况需外出时，必须提前请示主管医生，并签署书面的担保书，严格执行患者外出请假制度。

3.3.5 告知患者输注餐前大剂量后的进食时间，低血糖的症状及处理方法。

4 参考资料

4.1 《中国胰岛素泵治疗指南（2019）》

5 附件

5.1 胰岛素泵操作流程图（图4-37-1）

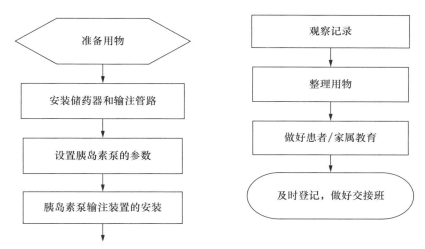

图 4-37-1 胰岛素泵操作流程图

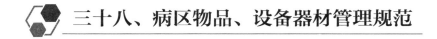
三十八、病区物品、设备器材管理规范

1 目的

规范病区物品、设备器材管理。

2 通用范围

全院护理单元。

3 内容

3.1 临床科室所需物品、器械的领取、保管及使用，由护士长指定专人负责，建立账目，分类保管，做到账务相符。

3.2 设备仪器应执行"五定"管理
定数量品种、定点放置、定人管理、定期消毒灭菌、定期检查维护，并记录在册。

3.3 仪器设备如有损坏，必须悬挂故障标识牌，及时报维修做好记录，做好交接班，并准备替代品。

3.4　各科建立贵重设备器材资料档案

内容包括：使用说明书及相关材料、操作程序、仪器使用情况、维修维护情况。

3.5　使用者必须了解仪器性能和操作规程，安全使用医疗器械、设备。如对实习生、进修生培训等，必须在主管护士、带教老师指导下使用。

3.6　凡因不负责任，违反操作规程，损坏、丢失各类物品、设备器材，应根据医院赔偿制度进行处理。

3.7　借出物品时，必须履行登记手续。贵重物品必须经护士长同意方可借出，抢救器材原则上不外借，除应急调配外。

3.8　护士长工作调动，必须办理移交手续，交接双方共同清点并签字。

4　参考资料

4.1　广东省《护理管理工作规范（第4版）》

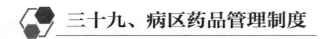

三十九、病区药品管理制度

1　目的

规范病区药品管理。

2　通用范围

全院护理单元。

3　内容

3.1　病区基数药品管理

3.1.1　病区内基数药品应根据临床需要保存一定基数。供住院患者临时医嘱使用，其他人员不得私自取用。

3.1.2　科室设有病区基数药品的清单，一式两份，一份由药剂科保存，另一份由科室保存。

3.1.3　基数药品应定位、定点、按药品种类摆放，按要求贮存。口服药必须原瓶或原盒包装存放，药瓶内不能混放不同规格、片型、颜色、有效期的药片。

3.1.4　每班清点，用药后及时补充，以保持在规定的基数，保证随时可用。

3.1.5　基数药品应指定专人管理。定期检查药品数量、质量和有效期并记录。距有效期小于六个月的药品为近效期药品，有特殊规定的除外。对口服剂型效期≤1个月，病区应及时退回药房。对注射剂型效期≤2周，病区应及时退回药房。按药剂科下发的《药品效期管理记录表》相关内容执行。

3.1.6　对于近效期药品，各病区应加强养护检查，并加贴"近效期"字样专属标识。近有效期药先用，严格遵守药品"先进先出，近期先出"的原则摆放药品。如发现药品有污染、变色、过期、瓶签与瓶内药品不符、标签模糊或有涂改，不得使用并报药房处理。

3.1.7　药物专管员每月检查一次，护长每季度检查一次并记录。

3.2　麻醉精神药品管理

3.2.1　各临床科室、手术室存放的麻醉药品、第一类精神药品严格按照《医疗机构麻醉药品、第一类精神药品管理规定》（卫生部卫医〔2005〕438号文件）、《医疗机构麻醉药品、第一类精神药品管理通知》（卫医药〔2020〕13号文件）管理，实行专人、专册、专柜加锁、专账、专用处方的"五专"管理。有醒目标识，数量固定。储存各环节应专人负责，明确责任，交接班有记录。实行每日每班交接制，双人双锁随身保管钥匙，班班交接，做到账物相符。

3.2.2　定期检查毒、麻、限剧类药品管理是否符合规定。检查药物性状，如发现有沉淀变色、过期、标签模糊等药品时，停止使用并报药房处理。

3.2.3　发现下列情况，应当立即向医院药剂科和保卫办公室报告：在储存、保管过程中发生麻醉药品、第一类精神药品丢失或者被盗、被抢的、骗取或者冒领的。

3.2.4　临床科室所有毒、麻、限剧类药品，只能供应住院患者，并按医嘱使用，其他人员不得私自取用、借用。

3.2.5　建立毒、麻药使用登记本，护士执行后保留空安瓿，及时准确在登记本上登记，并及时凭专用处方和空安瓿补充基数。

3.2.6　患者不再使用麻醉药品、第一类精神药品时，应当要求患者将剩余的麻醉药品、第一类精神药品无偿交回（药房处理），注射剂剩余药液，双人在视频监控下倾泻入下水道销毁。

3.3　高警示药物管理

3.3.1　高警示药物：包括危害药物（肿瘤化疗药品、细胞毒性药品等），以及血管活性药物及刺激性、高渗性（pH＞9）、低渗性（pH＜4.1）药物、阳离子药物、肌肉松弛剂等。

3.3.2　高警示药物要单独存放，禁止与其他药品混合存放。标识清楚明显、醒目，设有高警示标识。

3.3.3 高警示药物使用前要严格执行床边双人查对制度，输注前护理人员在输液瓶签上用红笔标注高警示药物符号（G）。

3.3.4 高警示药物用于临床治疗时，严格按照说明书和医嘱要求使用，护理人员应每15～30分钟巡视患者，并密切观察患者用药后的反应。

3.3.5 发生药物不良反应时，医务人员按医院相关的规定处理。

3.4 大型输液管理

3.4.1 根据专科用药特点，病区保存一定数量的大型输液，以满足工作需要。存放于治疗室专柜内/科室库房，做到标识清楚，按有效期远近分类、依次放置，保持柜内清洁、无尘，治疗室内温湿度符合要求。

3.4.2 大输液使用应遵守"先产先用、先进先用、近期先用"的使用原则。

3.4.3 药物专管员每月检查一次，护长每季度检查一次并记录，距有效期小于六个月的标注为近效期液体（有特殊规定的除外），应在输液袋或瓶签上加贴"近效期"字样专属标识。

4 参考资料

4.1 广东省《护理管理工作规范（第4版）》

4.2 《医疗机构麻醉药品、第一类精神药品管理规定》（卫生部卫医〔2005〕438号）

4.3 《医疗机构麻醉药品、第一类精神药品管理通知》（卫医药〔2020〕13号）

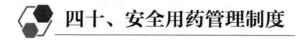

四十、安全用药管理制度

1 目的

规范药物使用，保障用药安全。

2 通用范围

全院医护人员。

3 定义

安全用药指将正确的药物及时、安全、准确为患者使用的过程。

4 内容

4.1 医院通过电子信息系统建立安全用药工作流程和制度。要建立由医师、药师、护士共同构建的安全给药系统。

4.2 医院在各门诊和病区建立医师工作站，确保医生将医嘱直接录入计算机。

4.3 医院通过电子信息系统使医生开具的处方或医嘱进入药学部的门诊药房、病区中心药房或静脉药物配置中心，由药师配药、核对药物。

4.4 医院建立口服药袋，药袋一面贴有打印的科别、患者姓名、床号、年龄、住院号、口服药所有药品种类、剂量、服用方法、时间。药袋另一面要透明，便于发药前查对。

4.5 口服药物和静脉调配药物运输由支持中心人员使用专用送药车将药物发送到各病区。

4.6 护士按照给药时间分次为患者发放口服药，并说明用法。特殊情况必须清楚交班，患者床头柜不留置药品。

4.7 静脉输注药物时严格执行无菌技术操作原则，确保用药安全。

4.8 严格执行"三查八对"制度。

4.9 用药后注意观察药物的疗效及不良反应，如有过敏、中毒等反应，立即停用，报告医生，遵医嘱做好相应处置工作。必要时做好记录、封存及检验等工作。必要时做好抢救的准备。

4.10 输液患者在外出检查期间，合理安排输液时间。在检查期间必须输液的患者做好输液观察及注意事项的交接班。

4.11 高警示药物用于临床治疗时，严格按照说明书的要求和医嘱要求使用，护理人员每15～30分钟巡视患者一次，并密切观察患者用药后的反应。

4.12 手术室用药详见手术室用药安全制度。

5 参考资料

5.1 《广东省护理管理工作规范（第4版）》

5.2 《广东省三级综合医院评审标准（2020版）》

四十一、移动护理工作站管理规范

1 目的

统一、规范移动护理工作站管理。

2 通用范围

全院使用移动护理工作站的护理单元。

3 定义

移动护理工作站是以多用途治疗车加上移动嵌入式计算机、显示屏为设备主体，医疗垃圾和生活垃圾收集装置为附加设置的工作车。

4 内容

4.1　移动护理工作站按6S规范统一管理。

4.2　移动护理工作站原则上与责任护士的去向同步，暂时不用时放置在固定的地方。

4.3　移动护理工作站不能连接外网，设置屏保使用密码登录。

4.4　每天查看电量及工作状态，当电量不足时及时充电。

4.5　医疗垃圾按照《医用废物分类目录》分类收集。

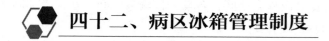

四十二、病区冰箱管理制度

1 目的

规范病区冰箱管理。

2 通用范围

全院护理单元。

3 内容

3.1　冰箱应放置于通风干燥的位置，避免阳光直接照射，冷藏室温度应恒定在2～8℃，每天上下午各监测一次，并记录温度。

3.2　病区冰箱由专人负责，每周清洁一次（用清水）、每月除霜一次，并记录签名，有污染等特殊情况用500mg/L的含氯消毒液擦拭消毒。

3.3　冰箱内药物、试剂等物品分类放置，定基数、定期清点，醒目标识。

3.4　冰箱内禁止存放食物、私人物品及患者各类标本。

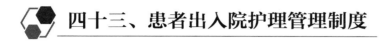

四十三、患者出入院护理管理制度

1　目的

规范患者入院、出院护理管理。

2　通用范围

全院护理单元。

3　内容

3.1　入院制度

3.1.1　患者入院必须持本院医师签发的住院卡或（无纸化入院），办理入院手续，如病情危重应由医务人员护送患者至病区。

3.1.2　病房护士接到入院通知，立即准备床位及用物，对急诊手术或危重患者，必须立即做好手术或抢救的一切准备工作。

3.1.3　危重患者在护送过程中应密切观察病情，确保安全，注意保持各种管道固定通畅等情况。

3.1.4　病房护士应与护送人员做好患者交接工作，并主动热情接待患者及其家属，介绍医院及病房有关制度，协助患者熟悉环境。

3.1.5　病区护士必须及时对患者进行全面评估，及时通知医师检查患者，并及时执行医嘱。

3.1.6　根据病情和护理评估及时采取相应的护理措施。

3.2　出院制度

3.2.1　医师下达患者出院的医嘱后，护士应及时通知患者及其家属，做好出院准备。

3.2.2　病区护士根据医嘱给患者办理出院手续，将出院相关资料交给患者或家属。

3.2.3　做好健康宣教和出院指导及出院后延续护理服务等工作；征求患者或家属对医

院、护理工作的意见。

3.2.4 患者床单位进行终末消毒，注销各种治疗、护理卡片、手腕带、陪护证，整理病历。

3.2.5 对特殊出院患者（如残疾人、无近亲属陪护、行动不便患者等）提供护送等便民服务。

4 参考资料

4.1 《广东省护理管理工作规范（第4版）》

5 附件

5.1 患者入院流程图（图4-43-1）

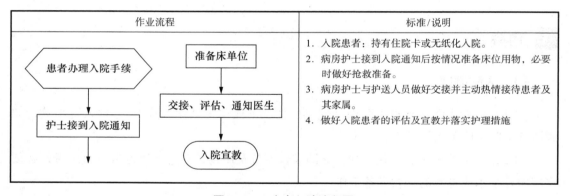

作业流程	标准/说明
患者办理入院手续 → 护士接到入院通知 准备床单位 → 交接、评估、通知医生 → 入院宣教	1. 入院患者：持有住院卡或无纸化入院。 2. 病房护士接到入院通知后按情况准备床位用物，必要时做好抢救准备。 3. 病房护士与护送人员做好交接并主动热情接待患者及其家属。 4. 做好入院患者的评估及宣教并落实护理措施

图4-43-1 患者入院流程图

5.2 急诊危重患者入院流程图（图4-43-2）

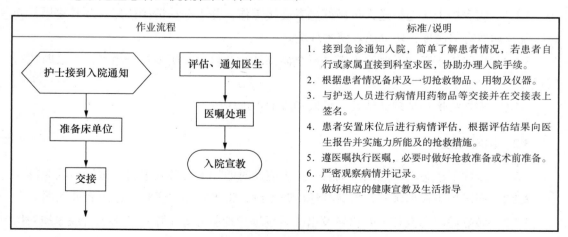

作业流程	标准/说明
护士接到入院通知 → 准备床单位 → 交接 评估、通知医生 → 医嘱处理 → 入院宣教	1. 接到急诊通知入院，简单了解患者情况，若患者自行或家属直接到科室求医，协助办理入院手续。 2. 根据患者情况备床及一切抢救物品、用物及仪器。 3. 与护送人员进行病情用药物品等交接并在交接表上签名。 4. 患者安置床位后进行病情评估，根据评估结果向医生报告并实施力所能及的抢救措施。 5. 遵医嘱执行医嘱，必要时做好抢救准备或术前准备。 6. 严密观察病情并记录。 7. 做好相应的健康宣教及生活指导

图4-43-2 急诊危重患者入院流程图

5.3 患者出院流程图（图4-43-3）

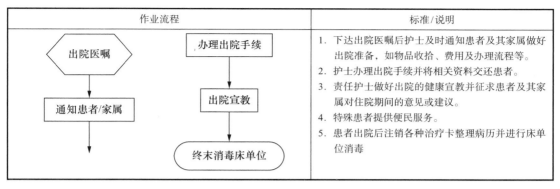

作业流程	标准/说明
出院医嘱 → 通知患者/家属 办理出院手续 → 出院宣教 → 终末消毒床单位	1. 下达出院医嘱后护士及时通知患者及其家属做好出院准备，如物品收拾、费用及办理流程等。 2. 护士办理出院手续并将相关资料交还患者。 3. 责任护士做好出院的健康宣教并征求患者及其家属对住院期间的意见或建议。 4. 特殊患者提供便民服务。 5. 患者出院后注销各种治疗卡整理病历并进行床单位消毒

图4-43-3 患者出院流程图

四十四、转科（院）患者护理管理制度

1 目的

规范患者转科（院）护理管理工作。

2 通用范围

全院护理单元。

3 内容

3.1 医生下达转科（院）医嘱，护士复核确认，评估病情，电话联系接收科室（医院），准备转运工具并通知患者及其家属做好准备。

3.2 接收科室（医院）接到通知后，准备床位及物品。

3.3 转出前护士书写转科（院）记录并根据患者病情及评估结果，携带相应急救物品及药品。转运途中密切观察患者病情变化，确保患者转运安全。

3.4 转入后妥善安置患者，并通知医生，护士做好交接班并记录。

4 参考资料

4.1 《广东省护理管理工作规范（第4版）》

5 附件

5.1 患者转科（院）流程指引图（图4-44-1）

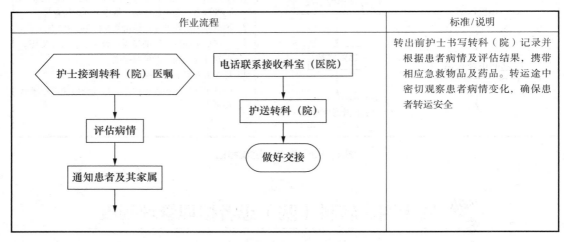

作业流程	标准/说明
	转出前护士书写转科（院）记录并根据患者病情及评估结果，携带相应急救物品及药品。转运途中密切观察患者病情变化，确保患者转运安全

图4-44-1 患者转科（院）流程指引图

四十五、特殊科室之间患者转科管理制度

1 目的

规范特殊科室之间患者转科管理工作。

2 通用范围

全院护理单元。

3 内容

3.1 急诊与手术室/介入室交接：护士凭住院卡电话通知手术室，佩戴腕带，完善术前准备，填写《手术患者转运交接单》，由医护人员共同护送患者至手术室/介入室，做好交接。

3.2 急诊与重症医学科交接：护士凭住院卡，电话通知重症医学科，佩戴腕带，填写《急诊患者转病区护理交接单》，由医护人员共同护送患者至重症医学科，做好交接。

3.3　病房与手术室/介入室交接：病房护士做好术前准备，填写《手术患者转运交接单》，做好术前交接。术后，手术室工作人员与病区护士确认患者身份信息，填写《手术患者转运交接单》，做好术后交接。

3.4　病房与重症医学科交接：护士评估病情填写《危重患者转运护理单》，由医务人员负责护送，做好交接。

3.5　产前区与产房交接：产前区护士评估孕妇产前情况，填写《产科孕产妇转运交接表》，与产房护士做好交接。

3.6　产房与爱婴区交接：产房护士评估产妇产后情况，填写《产科孕产妇转运交接表》，与爱婴区护士做好交接。

3.7　核查交接：所有交接必须核查清楚，确认无误后方可离开。

四十六、患者健康教育制度

1　目的

规范患者健康教育工作。

2　通用范围

全院护理单元。

3　内容

3.1　健康教育人员

由医护人员负责实施。

3.2　健康教育内容

3.2.1　住院患者

3.2.1.1　介绍主管医生、责任护士。

3.2.1.2　介绍医院规章制度

如住院患者安全管理制度、探视制度、陪护制度、膳食制度、查房时间、医保登记等。

3.2.1.3　介绍病室环境

作息时间、订餐方式、卫生间使用、贵重物品的保管及安全注意事项、呼叫器的使用、标本采集放置处、紧急情况下疏散通道等。

3.2.1.4　介绍疾病相关知识

相关检查、治疗、用药知识介绍指导，术前宣教、术后指导、康复指导等。

3.2.1.5　患者自我护理知识

如饮食、功能锻炼等。

3.2.2　出院患者

营养饮食、复诊、出院带药、康复指导等。

3.2.3　门诊患者

一般指导（居家环境、心理调适、康复锻炼、饮食、复诊、用药等）、专科指导。

3.2.4　精神病等特殊患者

向家属介绍病区环境、安全注意事项（如上好床栏、不能使用热水袋等、不带危险品入病区，接触患者时尽可能避免刺激性言语等）。

3.3　健康教育形式

3.3.1　个体化指导

由医护人员结合病情、家庭情况和生活条件进行具体指导。

3.3.2　集体讲解

确定主题，选择合适的时间和地点进行集体讲解。

3.3.3　科普宣教

内容通俗易懂。

3.3.4　工休座谈会/联谊会

医护人员对患者/家属进行健康教育主题活动及征求意见、建议。

3.3.5　展览

如图片或实物展览。

3.3.6　视听教材

墙报、宣传栏、微信公众号、云随访系统、幻灯、投影、录像等。

4　参考资料

4.1　《广东省护理管理工作规范（第4版）》

4.2　《精神科护理学（第4版）》

5 附件

5.1 健康教育流程图（图4-46-1）

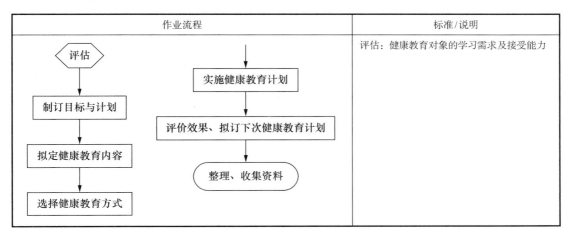

作业流程	标准/说明
	评估：健康教育对象的学习需求及接受能力

图4-46-1 健康教育流程图

5.2 健康教育活动及工休会记录表（表4-46-1）

表4-46-1 健康教育活动及工休会记录表

活动时间		地点	
对象		组织工作部门	
参加人数		主持人	
主讲人		发放资料种类及数量	

主要内容：一、讲课：
　　　　　二、收集意见及建议

参加人员（患者、家属、医生、护士）：

序号	姓名	性别	序号	姓名	性别
1			16		
2			17		
3			18		
4			19		
5			20		
6			21		
7			22		
8			23		

续表

序号	姓名	性别	序号	姓名	性别
9			24		
10			25		
11			26		
12			27		
13			28		
14			29		
15			30		
活动/授课小结及评价	例：本次讲座共有*人参加，回收问卷*份，*人表示讲座对其的帮助，*人能基本明白讲座内容。对本次讲座*人表示满意，*人表示不满意，*表示愿意下次再来听，*表示视讲座内容而定。听课者认为能普及健康知识，很好，希望下次举办*讲座。				
患者意见及建议					
整改措施					
照片					
记录人：	日期：				
效果评价：					
评价人： 日期：					

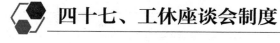

四十七、工休座谈会制度

1 目的

规范患者工休座谈会工作。

2 通用范围

全院护理单元。

3 内容

3.1 工休座谈会由病区护士长或指定专人主持。

3.2 每月至少开展1次住院患者工休座谈会，参加人员为患者代表、部分家属、医生、护士。

3.3 医患工休座谈会应有明确的主题，可根据专科疾病特点进行集中健康宣教，结合医院管理措施和病区管理中存在的问题，进行教育、讲解，对患者提出的好人好事及时给予表扬和鼓励，针对批评、投诉意见，做到有调查、有处理、有反馈、有整改。

3.4 建立健康教育活动及工休座谈会记录表，完整记录会议内容和患者的意见及建议，对意见及建议进行整改，并反馈整改效果。

3.5 患者的意见及建议涉及多部门，应反馈给相关部门并追踪落实情况。

4 附件

4.1 工休座谈会流程图（图4-47-1）

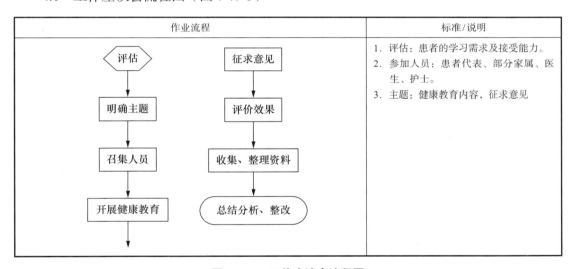

图4-47-1 工休座谈会流程图

4.2 健康教育活动及工休座谈会记录表（表4-47-1）

表4-47-1 健康教育活动及工休座谈会记录表

活动时间		地点	
对象		组织工作部门	
参加人数		主持人	
主讲人		发放资料种类及数量	

主要内容：一、讲课：

二、收集意见及建议

参加人员（患者、家属、医生、护士）：

序号	姓名	性别	序号	姓名	性别
1			16		
2			17		
3			18		
4			19		
5			20		
6			21		
7			22		
8			23		
9			24		
10			25		
11			26		
12			27		
13			28		
14			29		
15			30		

活动/授课小结及评价	例：本次讲座共有*人参加，回收问卷*份，*人表示讲座对其的帮助，*人能基本明白讲座内容。对本次讲座*人表示满意，*人表示不满意，*表示愿意下次再来听，*表示视讲座内容而定。听课者认为能普及健康知识，很好，希望下次举办*讲座。
患者意见及建议	
整改措施	
照片	

记录人：　　　　日期：

效果评价：

评价人：　　日期：

四十八、延续性护理服务及出院随访管理制度

1 目的

规范出院患者的延续性护理及随访工作。

2 通用范围

全院护理单元。

3 内容

3.1　人员安排：延续性护理服务及随访工作由具有丰富临床经验、较强沟通能力的医护人员实施，临床科室主任/护士长负责监督延续性护理及随访工作质量。

3.2　随访形式：对出院患者通过以电话随访、云随访（智能随访）等形式进行随访。

3.3　对出院后的特定患者：高龄、失能、半失能老年人；康复期患者、终末期患者和慢性病患者等行动不便的人群；母婴人群；其他有居家护理服务的特殊病患人群。通过以电话随访、云随访、微信群互动、联谊会、家庭访视、"互联网＋护理"形式开展延续性护理服务，并有记录。

3.4　随访时间：一般在患者出院后第3天开始，原则上应一周以内完成，根据情况给予单次或定期随访。

3.5　延续性护理服务及随访方式：电话随访、云随访、微信群互动、联谊会、家庭访视、"互联网＋护理"等。

3.6　延续性护理服务及随访内容

3.6.1　延续性护理服务为患者提供出院后护理、延续护理、社区护理和居家护理服务。

3.6.2　医务人员服务态度、技术操作水平、医德医风、医疗价格、环境卫生、后勤服务等的意见/建议。

3.6.3　康复指导

询问患者的康复情况指导患者做好症状管理与识别，对患者居家环境评估提供相应的建议等。

3.7　定期对延续性护理服务及随访工作进行检查，并针对存在问题进行总结分析、

整改，持续质量改进。

4 参考资料

4.1 《国务院办公厅关于促进"互联网＋医疗健康"发展的意见》（国办发〔2018〕26号）

4.2 《广东省开展"互联网＋护理服务"试点工作实施方案》（粤卫函〔2019〕495号）

5 附件

5.1 延续性护理服务及出院随访流程图（图4-48-1）

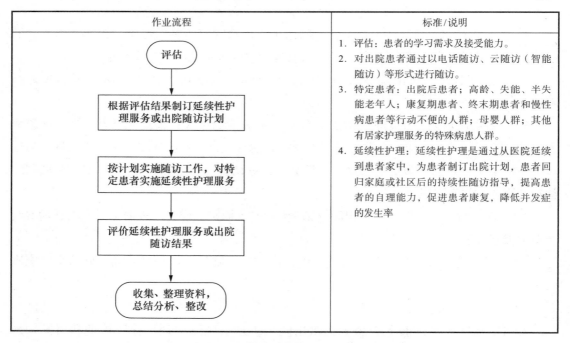

作业流程	标准/说明
评估 根据评估结果制订延续性护理服务或出院随访计划 按计划实施随访工作，对特定患者实施延续性护理服务 评价延续性护理服务或出院随访结果 收集、整理资料，总结分析、整改	1. 评估：患者的学习需求及接受能力。 2. 对出院患者通过以电话随访、云随访（智能随访）等形式进行随访。 3. 特定患者：出院后患者；高龄、失能、半失能老年人；康复期患者、终末期患者和慢性病患者等行动不便的人群；母婴人群；其他有居家护理服务的特殊病患人群。 4. 延续性护理：延续性护理是通过从医院延续到患者家中，为患者制订出院计划，患者回归家庭或社区后的持续性随访指导，提高患者的自理能力，促进患者康复，降低并发症的发生率

图4-48-1 延续性护理服务及出院随访流程图

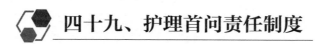

四十九、护理首问责任制度

1 目的

做好优质护理服务，提高患者满意度。

2 通用范围

全院各护理单元。

3 定义

首问责任人指患者或其他人员（以下简称办事人）到医院来看病、办事时第一个被询问到的护理人员、生活护理员、护工。

4 内容

4.1　办事人到医院看病或办事时，首问责任人要使用文明用语，礼貌待人，热情大方。

4.2　办事人提出的办理事项属于首问责任人职责范围内能够解决的，首问责任人应当及时办理，一次性告知有关事项，耐心、细致、周到地解答有关询问。

4.3　办事人提出的办理事项不属于首问责任人职责范围内，但是属于本院职责范围内的，正常上班时间指引到医院一站式服务中心咨询或办理，非正常上班时间应当及时向上一级领导报告，并负责给办事人答复。

4.4　办事人提出的办理事项不属于本院职责范围内的，首问责任人应当耐心解释，并尽自己所知给予指引和帮助。

5 参考资料

5.1　《医疗质量安全核心制度要点释义》

 五十、住院患者安全管理制度

1 目的

规范住院患者安全的管理。

2 通用范围

全院护理单元。

3　内容

3.1　住院患者应遵守入院须知，听从医护人员的指导，与医护人员配合，服从治疗和护理，确保安全。

3.2　患者入院时，认真听取入院宣教内容。

3.3　患者应遵守病区作息时间，保持环境整洁与安静，禁止在室内吸烟及使用电器等。

3.4　护士不得私自同意患者请假，如有特殊情况外出时，必须经主管医生或值班医生批准同意后，方可离开。

3.5　患者私自外出发生意外情况，一切后果自负。

3.6　患者若未经许可不得进入诊疗场所，不得擅自动用医疗、护理设备及进行护理技术操作。

3.7　根据患者病情需要和医嘱决定是否留陪人，并严格按医嘱执行。

4　参考资料

4.1　《广东省护理管理工作规范（第4版）》

五十一、住院患者安全转运制度

1　目的

规范住院患者转运工作，保障转运安全。

2　通用范围

全院护理单元。

3　内容

3.1　出、入院患者转运

3.1.1　对行动不便或病情较重的新入院患者，导医或护工使用安全的方法（如轮椅、车床等）送至病房，必要时由医护人员护送。

3.1.2　急诊科病情危重的患者需住院时，应提前通知病区护士做好准备，并由医护人员直接护送至病房。

3.1.3　对孕妇、高龄、残疾等行动不便或病情较重的患者出院时，由医护人员或生活护理员使用安全的方法（如轮椅、车床等）送至电梯门口。普通出院患者，必要时由医护人员或生活护理员送至电梯门口。

3.2　手术患者转运

3.2.1　手术患者由医护人员或经过培训的人员负责接送。

3.2.2　病情稳定的择期手术患者由病区护士或相关医务人员送达手术室，并与手术室护士当面交接。交接者填写《手术患者转运交接单》。不能行走及给予麻醉前用药的手术患者，应用平车接送。神志不清、儿童、危重患者应由经（主）治医师或麻醉医生共同护送。

3.2.3　转运时注意保护患者，防止碰伤，移动患者到手术台或平车，必须锁住刹车、上好护栏。

3.2.4　患者在手术台上等待手术或术毕等待出手术室时，由巡回护士在旁照顾，防止坠床。

3.2.5　手术完毕，由麻醉医师或手术医师护送患者回复苏室/ICU/病房，护送途中确保患者安全，注意保暖及输液通畅等情况。

3.2.6　每个环节转运需做好交接并记录。

3.3　检查、治疗及转科患者转运

3.3.1　住院患者在院内做各种检查或治疗时，护士评估患者的病情及生活自理能力，选择安全的运送方式，病情危重或行走困难者应用平车或轮椅运送。病情不稳定或危重患者必须由医生和（或）护士陪同。

3.3.2　转科患者，由转出科室责任护士或护工携带全部病案陪送患者前往转入科室，做好交接并记录。

4　参考资料

4.1　《广东省护理管理工作规范（第4版）》

5 附件

5.1 出、入院患者转运流程图（图4-51-1）

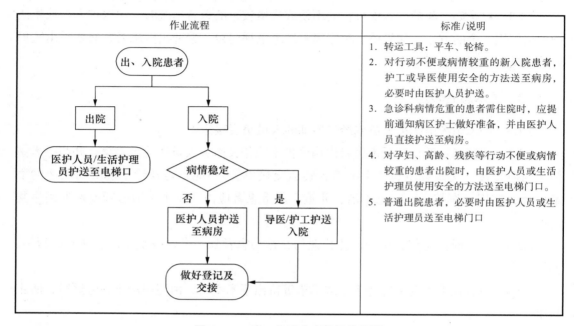

图4-51-1 出、入院患者转运流程图

5.2 检查、治疗及转科患者转运流程图（图4-51-2）

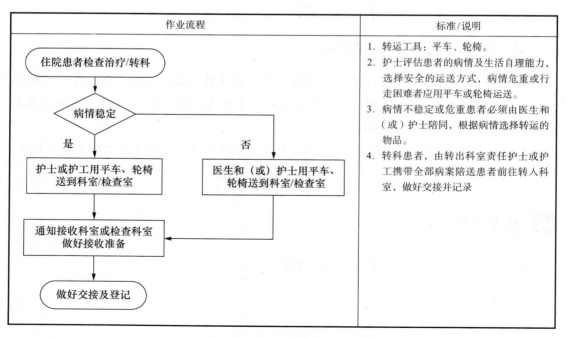

图4-51-2 检查、治疗及转科患者转运流程图

五十二、探视及陪护管理制度

1　目的

规范探视及陪护管理。

2　通用范围

全院临床科室。

3　内容

3.1　基本原则

3.1.1　为了建立良好的病区环境，保障患者治疗、护理的顺利开展，患者是否需要留陪护由主管医生和护士根据患者病情及其生活自理能力共同决定，同时尊重患者及其家属的意愿。重症监护室、新生儿科一律不留陪护，家属可持病危通知书探视，如病情不宜探视者，医护人员必须做好解释工作。

3.1.2　陪护人员应是身心健康者，学龄前儿童不宜带入病区，禁止精神患者、酗酒者、赤膊赤足者陪伴探视，禁带宠物入病区。

3.1.3　鼓励患者尽量选择专业陪护队伍进行陪护，及时劝返不必要陪同人员，积极做好沟通解释工作，避免产生纠纷和不必要的投诉。

3.1.4　探视人员应在探视时间段内进入病区，医院探视时间为10:00—12:00和16:30—20:30。20:30前探视人员必须离院，特殊情况需延长探视时间者，必须取得主管医生和责任护士的同意。

3.2　住院病区入口的管理

3.2.1　全院实行门禁管理（包括探视期间），各类外来人员不得随意进出病区。

3.2.2　为了避免交叉感染，尽量减少探视人员。

3.2.3　发现有流行病学史、发热或呼吸道症状的人员，不得进入病区。

3.3　严格陪护人员在病区内的管理

3.3.1　陪护人员必须遵守法律法规、医院及病区的规章制度，不得随意进入办公室、治疗室，不得擅自翻阅病历和其他医疗记录。

3.3.2　陪护人员听从医护人员的指导，配合医护人员帮助患者早日康复，不得谈论有碍患者健康和治疗的事宜。不得私自将患者带出院外，离开医院要办理书面请假手续。

3.3.3　陪护人员陪护期间应正确佩戴口罩、勤洗手、不串病房、不聚集、不扎堆。

3.3.4　如有发热、呼吸道症状等身体不适者，应立即停止陪护工作，症状消失前不得继续进行陪护。

3.3.5　陪护人员自觉遵守医院陪护陪床管理规定，保持病房整洁、安静，不随地吐痰，不在院内吸烟，不在病床上坐卧。陪护人员不能使用患者的用具，不自带陪护床及电炉、电饭锅等电器产品进入病区。陪护者的用物必须在早晨7:00前收起，放置指定地点。

3.3.6　陪护人员如有违反院规或影响医院治安，经过劝服教育无效者，可停止其陪伴，并与有关部门联系处理。

3.3.7　爱护公物，节约水电。凡探视/陪护人员损坏、丢失医院物品，应负责赔偿。

4　参考资料

4.1　《广东省护理管理工作规范（第4版）》

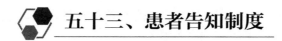

五十三、患者告知制度

1　目的

为尊重患者选择权，保障患者知情同意等合法权益。

2　通用范围

全院护理人员。

3　内容

3.1　根据《侵权责任法》《医疗事故处理条例》等法律法规，制定患者告知制度。向患者说明病情和医疗措施等。

3.2　护士在实施各项护理操作及某种特殊治疗前，应先向患者及其家属进行详细地

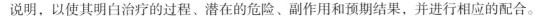

说明，以使其明白治疗的过程、潜在的危险、副作用和预期结果，并进行相应的配合。

3.3　患者有权接受按其所能明白的方式提供的治疗护理信息，也有权接受和拒绝治疗。

3.4　护士在进行危险性较大或侵入性护理操作技术时，应及时向患者说明医疗风险，并在相关的《护理知情同意书》上经患者或受托人签名同意后，才能进行。不宜向患者说明的，应当向患者的受托人说明，并取得其书面同意。

3.5　护士在讲解时用患者易懂的方式、语言与患方沟通，说明病情和医疗护理措施。对语言理解有困难的患者，宜使用文字或图示。

3.6　告知或说明要在患者完全理解的情况下进行，对患者反馈的意见应予以确认，签署知情同意书，知情同意书随病历归档。

3.7　当患者需实施自我护理时，护士应为患者和（或）陪护人员提供健康教育，应包括潜在并发症的预防方法和应急措施。

3.8　患者在病情不稳定的情况下，坚持外出时，应告知患者外出后可能造成的后果及注意事项，使患者理解，并办理好相关手续。

3.9　患者入院后应对患者进行安全告知，如电插座的使用规定、防火安全、防盗安全、防烫伤安全、防跌倒警示等。

3.10　应用保护性约束时，应向患者及其陪护人员说明约束的目的，经患者或受托人同意并签名后方可进行约束。

3.11　因病情危重，患者不易翻身或家属坚决拒绝翻动患者时，应告知患者及其家属后果，并请受托人签名。

3.12　患者使用一次性医疗用品时（除普通注射器和输液器外），均应遵循此告知程序。护士要向患者或陪护人员解释该一次性医疗用品使用的目的、必要性，以征得同意。

3.13　各专科要根据本专科护理工作特点，制定具有专科特色的知情同意书。

4　参考资料

4.1　《广东省护理管理工作规范（第4版）》

4.2　《三级医院评审标准2020版》

五十四、患者膳食管理制度

1　目的

规范临床医护人员和营养医师的工作行为，保证膳食医嘱的落实，保障患者的营养需求和治疗效果。

2　通用范围

临床科室医护人员、临床营养科营养医师。

3　定义

3.1　基本膳食

基本膳食是按照不同疾病的病理和生理需要，将各类食物通过改变食物质地或改变烹调方法配制而成的膳食。按其质地分为普通膳食、软食、半流质和流质四种形式。大多数患者采用此膳食。

3.2　治疗膳食

治疗膳食也称"成分调整膳食"，是以基本膳食为基础，根据患者不同的病情调整营养素，满足不同疾病治疗对营养素的需要，以治疗疾病和促进健康的膳食。

4　内容

4.1　主管医生根据患者病情和膳食原则下达膳食医嘱。护士应根据膳食医嘱调整床头卡上的膳食标识。

4.2　对于接受基本膳食的患者，主管医生和责任护士应告知患者及其家属膳食内容、适宜和禁忌，进行膳食指导，并指导订餐。

4.3　对于接受治疗膳食的患者，原则上应从营养饭堂订餐。若患者拒绝订餐，主管医生和责任护士应向患者及其家属说明治疗膳食的重要性，同时进行必要的营养宣教，指导患者及其家属自行安排膳食；若患者接受订餐，主管医生应下达会诊医嘱，邀请临床营养科会诊。

4.4　营养医师在接到会诊邀请单后，查看患者，对患者进行综合营养评价，根据病情、临床治疗和营养治疗原则制定治疗膳食，并及时通知营养饭堂进行膳食制作。

4.5　临床营养科会诊后应将该患者纳入营养治疗的管理范围，按时查房，并根据病情变化和营养治疗情况，及时与临床医生沟通，有针对性地调整营养治疗方案，保证营养治疗的效果。

4.6　临床科室医护人员应经常了解患者膳食情况，发现膳食方面的问题，应及时与

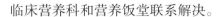

临床营养科和营养饭堂联系解决。

4.7　饮食护理中要注意患者文化差异，尊重患者风俗习惯，尽量给予满足。

5　参考资料

5.1　《广东省护理管理工作规范（第4版）》

五十五、临终患者管理制度

1　目的

规范临终患者管理。

2　通用范围

全院护理单元。

3　内容

3.1　为临终患者营造温馨、舒适、安静、整洁的环境，提供人性化关怀。

3.2　保护患者的隐私，维护患者的尊严，尊重患者的权利，保留患者对治疗护理方案的知情权。

3.3　为患者提供舒适的生活护理，最大限度减轻患者痛苦，提高患者临终阶段生命质量。

3.4　做好生命体征的监测，护理过程中尽可能保留患者原来的生活习惯，尽可能满足其生活习惯的要求。

3.5　关注临终患者的心理变化，加强患者的安全措施。

3.6　尊重死者、尊重家属、尊重民族习惯，做好尸体料理。

3.7　临终知识教育的内容和方式

3.7.1　护士充分认识临终关怀的意义，掌握临终关怀的护理操作技能、心理护理技巧；提高与患者及其家属的沟通能力，提高临终关怀护理质量。

3.7.2　护士自觉学习与死亡有关的法律、宗教、家庭等问题的处理、临终关怀的新动向、新技术。

3.8 给予护士身心支持

3.8.1 加强护士对生与死的正确认识，正确理解死亡的意义与价值，从而解除护士对死亡的恐惧与避讳，减轻其在工作中与死亡随时接触的心理压力，树立正确的临终关怀职业理念。

3.8.2 随时给予护士心理咨询，对于护士在临终关怀工作中产生的恐惧、紧张、抑郁等心理问题给予及时的帮助，使其及时得到调适。

4 参考资料

4.1 《广东省护理管理工作规范（第4版）》

五十六、手术患者安全转运交接制度

1 目的

规范手术患者转运交接，保障手术患者安全。

2 通用范围

手术室、无痛中心、介入室。

3 内容

3.1 手术患者转运交接原则

3.1.1 病情稳定的择期手术患者由病区护士或相关医务人员送达手术室，并与手术室护士当面交接；交接者填写《手术患者转运交接单》；不能行走及给予麻醉前用药的手术患者，应用平车接送；神志不清、儿童、危重患者应由经（主）治医师或麻醉医生共同护送。

3.1.2 转运交接过程中应确保患者身份正确。

3.1.3 转运前应确认患者的病情适合且能耐受转运。

3.1.4 转运前应确认转运需要携带的医疗设备及物品，并确认功能完好。

3.1.5 转运中应确保患者安全、固定稳妥，转运人员应在患者头侧，如有坡道应保持头部处于高位。注意患者的身体不可伸出轮椅或推车外，避免推车速度过快、转弯过急，以防发生意外伤害。并注意隐私保护和保暖。

3.1.6　交接过程中应明确交接内容及职责，有交接记录。

3.2　手术患者的转运交接

3.2.1　手术患者入手术室的转运交接

3.2.1.1　转运前，病房护士应确认手术患者的手术时间及术前准备已完成。并核查需带入手术室的物品。

3.2.1.2　患者进入术前准备室或手术间，护士应核对确认手术患者信息、术前准备情况及携带物品，并有交接记录及签名。

3.2.2　手术患者出手术室的转运交接

离开手术室前，手术室提前通知接收科室，护士应确认管路通畅并固定妥善、携带物品齐全，有交接记录及签名。同时根据患者情况准备好转运用物。

3.3　转运交接注意事项

3.3.1　应至少同时使用两种方法识别患者身份（如姓名、年龄、出生年月、病历号等），确保患者正确。

3.3.2　根据手术患者病情，确定转运人员、适宜时间、目的地、医疗设备药物及物品等。

3.3.3　防止意外伤害的发生，采取适当约束、护栏保护、受压部位综合防护等措施。

3.3.4　转运前确保输注液体的剩余量可维持至目的地。

3.3.5　有手术患者转运交接记录，交接双方应共同确认患者信息、病情和携带用物无误后签字，完成交接。

3.3.6　转运设备应保持清洁，定期维护保养。转运被单应做好消毒隔离。

3.3.7　特殊感染手术患者转运应遵循《医疗机构消毒技术规范》（WS/367—2012）做好各项防护。

3.3.8　有各类突发事件应急预案的相应措施。如突遇设备意外故障、电梯故障等，备好相应的急救用品和紧急抢救措施。

4　参考资料

4.1　《广东省医疗机构手术室建设与管理质量标准》

4.2　《广东省护理管理工作规范（第4版）》

4.3　《2020手术室护理实践指南》

5 附件

5.1 手术患者转运与交接流程图（图4-56-1）

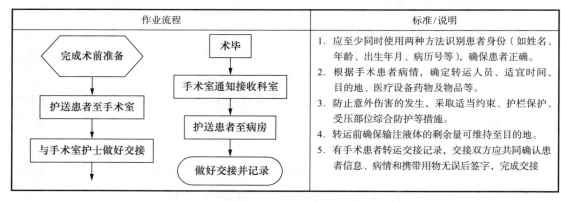

作业流程	标准/说明
	1. 应至少同时使用两种方法识别患者身份（如姓名、年龄、出生年月、病历号等），确保患者正确。 2. 根据手术患者病情，确定转运人员、适宜时间、目的地、医疗设备药物及物品等。 3. 防止意外伤害的发生，采取适当约束、护栏保护、受压部位综合防护等措施。 4. 转运前确保输注液体的剩余量可维持至目的地。 5. 有手术患者转运交接记录，交接双方应共同确认患者信息、病情和携带用物无误后签字，完成交接

图4-56-1 手术患者转运与交接流程图

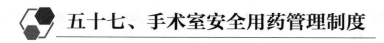

五十七、手术室安全用药管理制度

1 目的

规范手术室用药管理。

2 通用范围

手术室、介入室、无痛中心。

3 内容

3.1 应遵照中华人民共和国《药品管理法》和《医院药事管理办法》的相关规定，规范各类药品管理程序，制定相关管理制度。

3.2 建立用药不良事件报告制度，设立用药错误、药物过敏、输液反应等应急预案。

3.3 合理设置各类药品基数，确保手术所需，防止积压、断货。

3.4 根据药物的理化性质及药品使用说明规范储存及保管各类药品，需低温冷藏的药品必须放入医用冰箱保存，并监测冰箱温度及记录。

3.5 规范做好各类药品和危险化学物品的管理。

3.5.1 高危药品及易混淆药品有严格的贮存、识别与使用的相关管理规定，并设置统

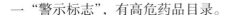

一"警示标志"，有高危药品目录。

3.5.2　麻醉药品、精神药品、医用毒性药品、放射性药品和危险化学物品等特殊管理药品或物品，应按照国家法律法规、规章等进行规范管理，并有安全防盗设施。

3.5.3　"麻、精"药品严格实行三级管理（药库—药房—使用科室）和"五专"管理（专人负责、专柜加锁、专用账册、专用处方、专册登记），开具的药品可溯源到患者。

3.5.4　防腐剂、外用药、消毒剂等药品与内服药、注射剂分区储存、标识规范清晰。

3.5.5　设立急救专用药箱（车）及药品基数，并建立管理制度，保证急救药物完好率为100%。

3.5.6　有特殊情况使用患者自带药品的相关规定。凡住院患者治疗需要的药品均由药学部门供应，一般不得使用患者自带药品，确需使用应符合规定。

3.5.7　规范手术台上药品管理：严格双人核对，标识清楚。消毒液（特别是无色消毒液）现用现倒，不得存留在手术台上，避免与药物混淆。

4 参考资料

4.1　《广东省医疗机构手术室建设与管理质量标准》

4.2　《广东省护理管理工作规范（第4版）》

4.3　《2020手术室护理实践指南》

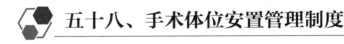

五十八、手术体位安置管理制度

1 目的

规范手术体位安置管理。

2 通用范围

手术室、介入室、无痛中心及其他实施有创治疗的部门。

3 定义

3.1　标准手术体位是由手术医生、麻醉医生、手术室护士共同确认和执行，根据生理学和解剖学知识，选择正确的体位设备和用品，充分暴露手术视野，确保患者安全与舒适。

3.2　标准手术体位包括：仰卧位、侧卧位、俯卧位，其他手术体位都在标准体位基础上演变而来。

4　内容

4.1　手术体位安置原则

4.1.1　在减少对患者生理功能影响的前提下，充分暴露手术视野，保护患者隐私。

4.1.2　保持人体正常的生理弯曲及生理轴线，维持各肢体、关节的生理功能体位，防止过度牵拉、扭曲及血管神经损伤。

4.1.3　保持患者呼吸通畅、循环稳定。

4.1.4　注意分散压力，防止局部长时间受压，保护患者皮肤完整性。

4.1.5　正确约束患者，松紧度适宜（以能容纳一指为宜），维持体位稳定，防止术中移位、坠床。

4.2　建议

4.2.1　根据手术类型、手术需求、产品更新的情况，选择适宜的体位设备和用品。

4.2.2　根据患者和手术准备合适的手术体位设备和用品，床垫宜具有预防压疮的功能。

4.2.3　在转运、移动、升降或安置患者体位时宜借助工具，确保患者和工作人员的安全。

4.2.4　在转运和安置体位过程中，应当做好保暖，维护患者的尊严并保护其隐私。

4.2.5　移动或安置体位时，手术团队成员应当相互沟通，确保体位安置正确，各类管路安全，防止坠床。

4.2.6　安置体位时，预防发生电灼伤：患者身体任何部位不能直接接触手术床金属部分，患者裸露的不同部位皮肤之间不能直接接触。

4.2.7　患者全麻后应对眼睛实施保护措施，避免术中角膜干燥及损伤。

4.2.8　安置体位或变换体位后，应对患者身体姿势、组织灌注情况、皮肤完整性和安全带固定位置以及所有衬垫、支撑物的放置情况进行重新评估，并观察原受压部位的情况。

4.2.9　术中应尽量避免手术设备、器械和手术人员对患者造成的外部压力。压疮高风险的患者，对非手术部位，在不影响手术的情况下，至少应当每隔2小时调整受压部位一次。

5　参考资料

5.1　《广东省医疗机构手术室建设与管理质量标准》

5.2　《2020手术室护理实践指南》

五十九、手术物品清点制度

1　目的

规范手术室手术物品清点管理。

2　通用范围

手术室、介入室、无痛中心。

3　定义

手术清点物品：包括手术敷料、手术器械、手术特殊物品。

3.1　手术敷料

手术敷料指用于吸收液体、保护组织，压迫止血或牵引组织的纺织物品包括纱布、纱垫、纱条、宫纱、消毒热、脑棉片、棉签等。

3.2　手术器械

手术器械指用于执行切割、剥离、抓取、牵拉、缝合等特定功能的手术工具或器械如血管钳、组织剪、牵开器、持针器等。

3.3　杂项物品

杂项物品指无菌区域内所需要清点的各种物品包括一切有可能遗留在手术切口内的物品，如阻断带、悬吊带、尿管等。

3.4　体腔

体腔指人体内容纳组织及脏器的腔隙通常包括颅腔（含鼻腔）、胸腔、腹腔（含盆腔）及关节腔。

3.5　手术物品遗留

手术物品遗留指手术结束后手术物品意外地遗留在患者体内。

4 内容

4.1 手术开始前，进行手术物品清点，所有物品清点完毕后巡回护士必须复述一遍，与洗手护士再次确认。

4.2 清点时，洗手护士与巡回护士必须双人核对手术物品的数目及完整性。

4.3 手术切口内应使用带显影标记的敷料。

4.4 清点纱布、纱条、纱垫时应展开，并检查完整性及显影标记

4.5 每台手术结束后，应将清点物品清理出手术间，更换垃圾袋。

4.6 术前怀疑或术中发现患者体内有手术遗留异物，取出的物品应由主刀医生、洗手护士和巡回护士共同清点，详细记录并上报医务科。

4.7 物品清点要求和原则

4.7.1 手术物品清点时机

4.7.1.1 手术开始前、关闭空腔脏器前、关闭体腔前、缝合皮肤前、缝合皮肤后。

4.7.1.2 增加清点次数时机，如术中需交接班、手术切口涉及两个及以上部位或腔隙，关闭每个部位或腔隙时均应清点，如膈肌、子宫、心包、后腹膜等。

4.7.2 手术物品清点原则

4.7.2.1 双人逐项清点原则

清点物品时洗手护士与巡回护士应遵循一定的规律，共同按顺序逐项清点。没有洗手护士时由巡回护士与手术医生负责清点。

4.7.2.2 同步唱点原则

洗手护士与巡回护士应同时清晰说出清点物品的名称、数目及完整性。

4.7.2.3 逐项即刻记录原则

每清点一项物品，巡回护士应即刻将物品的名称和数目准确记录于物品清点记录单上。

4.7.2.4 原位清点原则

第一次清点及术中追加需清点的无菌物品时，洗手护士应与巡回护士即刻清点，无误后方可使用。

4.8 手术物品清点、唱对、核查过程中要保持安静。

4.9 手术过程中所需物品必须经洗手护士传递。术中增添物品或改变原有物品形状要做好记录。术中使用植入物要做好记录。

4.10 手术开始后，未经巡回护士允许，任何人不得将术中需要清点的任何物品带进或带出手术间，如有特殊需要巡回护士要做好登记。

4.11 术中所使用的敷料应保留其原始规格，不得切割或做其他任何改形。特殊情况必须剪开时，应及时准确记录。

4.12 当切口内需要填充治疗性敷料并带离手术室时，主刀医生、洗手护士、巡回护

士应共同确认置入敷料的名称和数目，并记录在病历中。

4.13　物品数目及完整性清点有误时，立即告知手术医生共同寻找缺失部分或物品，必要时，启动《术中物品清点不符应急预案》，确保不遗留于患者体内。

4.14　《手术物品清点记录单》随病历归档。

5　参考资料

5.1　《广东省护理管理工作规范（第4版）》
5.2　《2020手术室护理实践指南》

6　附件

6.1　手术物品清点流程图（图4-59-1）

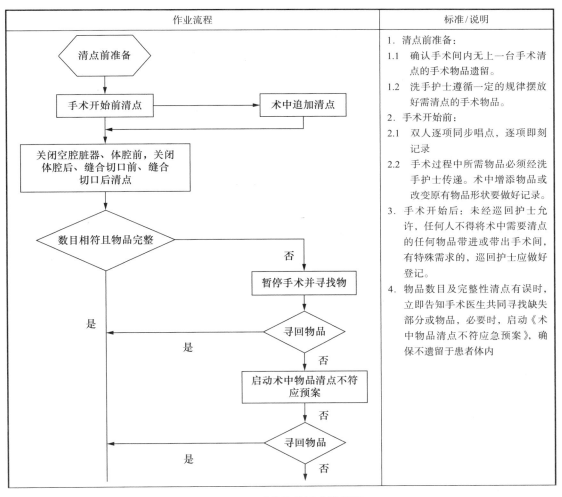

图4-59-1　手术物品清点流程图

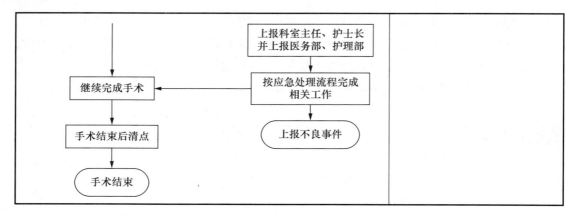

图 4-59-1　（续）

六十、手术标本管理制度

1　目的

规范手术标本管理。

2　通用范围

手术室、介入室、无痛中心。

3　定义

手术标本指手术取出的组织、体液、异物等。

4　内容

4.1　手术标本保管

器械护士妥善保管术中取出的任何组织、异物或体液，并正确标记。

4.2　手术标本留置

4.2.1　经手术医生、器械护士及巡回护士三方核对手术标本的名称、数量、离体时间、来源及标本容器标签上的患者姓名、住院号、性别、年龄、床号、科别、标本名称、标本份数、离体时间及留置时间，确认无误后装入标本容器固定液固定（术中冰冻标本不用固定液固定）。在MIIS病理信息管理系统中扫码核对并登记。

4.2.2　常规手术标本暂存于病理标本柜并上锁保管，由专人管理。

4.3　手术标本送检

4.3.1　术中冰冻切片或需要新鲜活体组织检查时，巡回护士在MIIS病理信息管理系统中扫码核对、登记并立即将所有手术标本连同术中冰冻切片申请单、知情同意书、标本交接登记簿即刻送病理科，并与病理科做好签收手续。

4.3.2　常规手术标本从离体到固定的时间不宜超过30分钟，24小时内送达病理科。每天下午双人在MIIS病理信息管理系统中扫码核对，无误后签名确认。并由专人送病理科与接收人员共同核对，无误后在标本登记簿上签名。

4.3.3　发现手术标本与《手术标本申请单》《手术标本送检登记簿》信息不符时及时查找原因，并及时上报。

5　参考资料

5.1　《广东省医疗机构手术室建设与管理质量标准》
5.2　《2020手术室护理实践指南》

6　附件

6.1　常规手术标本送检流程图（图4-60-1）

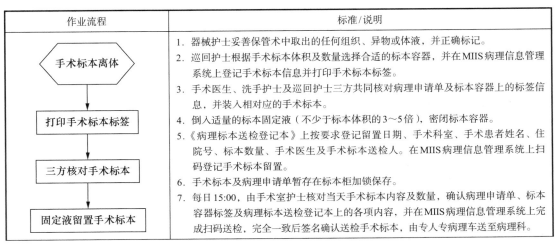

作业流程	标准/说明
手术标本离体 → 打印手术标本标签 → 三方核对手术标本 → 固定液留置手术标本	1. 器械护士妥善保管术中取出的任何组织、异物或体液，并正确标记。 2. 巡回护士根据手术标本体积及数量选择合适的标本容器，并在MIIS病理信息管理系统上登记手术标本信息并打印手术标本标签。 3. 手术医生、洗手护士及巡回护士三方共同核对病理申请单及标本容器上的标签信息，并装入相对应的手术标本。 4. 倒入适量的标本固定液（不少于标本体积的3～5倍），密闭标本容器。 5.《病理标本送检登记本》上按要求登记留置日期、手术科室、手术患者姓名、住院号、标本数量、手术医生及手术标本送检人。在MIIS病理信息管理系统上扫码登记手术标本留置。 6. 手术标本及病理申请单暂存在标本柜加锁保存。 7. 每日15:00，由手术室护士核对当天手术标本内容及数量，确认病理申请单、标本容器标签及病理标本送检登记本上的各项内容，并在MIIS病理信息管理系统上完成扫码送检，完全一致后签名确认送检手术标本，由专人专病理车送至病理科。

图4-60-1　常规手术标本送检流程图

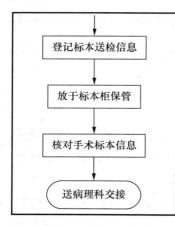

8. 病理科核对手术标本容器标签、病理申请单和病理标本送检登记本，并在MIIS病理信息管理系统上完成扫码接收，完全一致后签名确认接收手术标本

图4-60-1 （续）

6.2 术中快速冰冻病理标本送检流程图（图4-60-2）

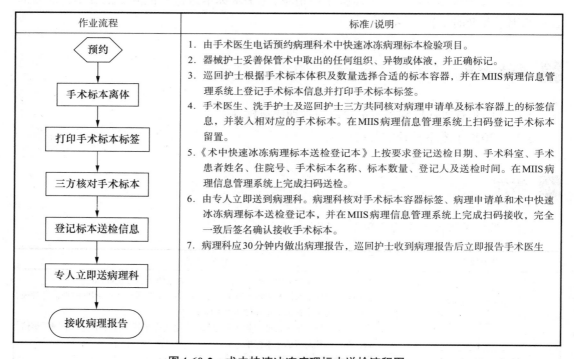

作业流程	标准/说明
	1. 由手术医生电话预约病理科术中快速冰冻病理标本检验项目。 2. 器械护士妥善保管术中取出的任何组织、异物或体液，并正确标记。 3. 巡回护士根据手术标本体积及数量选择合适的标本容器，并在MIIS病理信息管理系统上登记手术标本信息并打印手术标本标签。 4. 手术医生、洗手护士及巡回护士三方共同核对病理申请单及标本容器上的标签信息，并装入相对应的手术标本。在MIIS病理信息管理系统上扫码登记手术标本留置。 5.《术中快速冰冻病理标本送检登记本》上按要求登记送检日期、手术科室、手术患者姓名、住院号、手术标本名称、标本数量、登记人及送检时间。在MIIS病理信息管理系统上完成扫码送检。 6. 由专人立即送到病理科。病理科核对手术标本容器标签、病理申请单和术中快速冰冻病理标本送检登记本，并在MIIS病理信息管理系统上完成扫码接收，完全一致后签名确认接收手术标本。 7. 病理科应30分钟内做出病理报告，巡回护士收到病理报告后立即报告手术医生

图4-60-2 术中快速冰冻病理标本送检流程图

 ## 六十一、预防手术患者低体温管理制度

1 目的

规范手术患者体温管理。

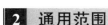

2　通用范围

手术室、介入室、无痛中心。

3　定义

手术患者术中低体温是指核心温度低于33℃。

4　内容

4.1　设定适宜的环境温度，应维持在21~25℃。根据手术不同时段及时调节温度。

4.2　注意覆盖，尽可能减少皮肤暴露。

4.3　使用加温设备，可采用充气式加温仪等加温设备。

4.4　用于静脉输注及体腔冲洗的液体宜给予加温至37℃。

4.5　使用加温设备的过程中密切监测患者的体温，注意预防烫伤，根据监测结果，及时调节加温设备的温度。

4.6　高危患者（婴儿、新生儿、严重创伤、大面积烧伤患者等）除采取上述保温措施外还需要额外预防措施防止计划外低体温，如可在手术开始前适当调高室温，设定个性化的室温。

5　参考资料

5.1　《广东省医疗机构手术室建设与管理质量标准》

5.2　《2020手术室护理实践指南》

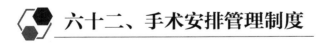

六十二、手术安排管理制度

1　目的

规范手术安排的管理。

2　通用范围

手术室、介入室、无痛中心。

3　内容

3.1　手术室每周一到周五全天安排常规择期手术。每天（包括双休日、法定节假日）24小时开放，接待各类急诊手术。

3.2　常规手术由手术科室于术前一日14:30前按要求提交手术申请，手术室给予安排。

3.3　各临床科室按规定安排自己科室的首台常规择期手术，第二台以后的手术均按接台实施。原则上不应安排临时性的非急诊手术，如有特殊情况，应提前与手术室沟通，由手术室护士长统筹安排。

3.4　择期手术、急诊手术由手术室护士长、组长或值班组长安排。急诊手术，手术科室及时提交手术申请并标明急诊手术，提前30分钟电话通知手术室。如需抢救的危重患者，可立即电话通知，优先安排。非急诊手术不得占用急诊资源；急诊手术与择期手术发生冲突时，择期手术礼让急诊手术。

3.5　按手术类别安排手术间及顺序，防止交叉感染。传染性疾病必须在手术通知单上注明。

3.6　手术间使用原则为先做无菌手术，后做污染手术，特殊感染手术应在专用手术间进行。

3.7　专家手术，手术科室需提前向医务科申请，征得同意后与手术室护士长联系，安排手术相关事宜。

3.8　接台手术，前一台手术医生必须提前30分钟提醒通知接下一台手术患者。

3.9　因故暂停的手术应预先通知手术室，手术间使用由手术室护士长或组长统筹安排。

4　参考资料

4.1　《广东省护理管理工作规范（第4版）》

4.2　《手术室优质护理实践指南》

4.3　《手术室专科护士培训与考核》

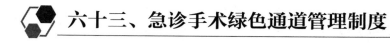

六十三、急诊手术绿色通道管理制度

1　目的

规范急诊手术绿色通道的管理。

2　通用范围

手术室、介入室、无痛中心。

3　定义

急诊手术绿色通道指在抢救需要紧急手术的危急重症伤病员及急症孕产妇时，为挽救其生命而设置的畅通急诊手术通道。

4　内容

4.1　绿色通道救治范围为需要紧急手术的危急重症伤病员及急症孕产妇。

4.2　接到急诊手术绿色通道通知后，第一时间报告护士长或值班组长并准备相应手术间、抢救物品及手术物品。提前洗手上台，完成手术物品清点工作。

4.3　护士长或值班组长评估抢救人力和物资情况，做好应急措施。

4.4　根据危急重症伤病员及急症孕产妇病情与病区（包括急诊室、重症监护室）医生交接时完成交接。

4.5　突发公共事件3例以上急诊绿色通道手术，应立即报备科主任及护士长并上报医务部及护理部。

4.6　对危重患者不得以任何借口推迟抢救，必须全力以赴，分秒必争，并做到严肃、认真、细致、准确，各种记录及时全面。涉及法律纠纷的情况，要报告有关部门。

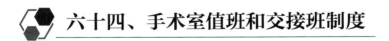

六十四、手术室值班和交接班制度

1　目的

规范手术室值班和交接班管理。

2　通用范围

手术室、介入室、无痛中心。

3 内容

3.1 值班人员应服从护士长安排，坚守工作岗位，履行职责，不可私自换班、替班、严禁脱班，遇有重大问题，及时向上级或医院总值班报告。

3.2 每班必须按时交接班，接班者提前15分钟到科室进行交接，原则上新开展的手术、危重抢救手术不进行交接。

3.3 交接内容包括

3.3.1 手术间交接内容

患者病情、手术名称及手术情况、穿刺部位、管道通畅情况、体位检查、仪器使用情况、高值物品使用情况、收费情况、患者物品等。并与洗手护士、巡回护士3人共同清点手术台上物品，数目准确后方可交接。

3.3.2 书面交班内容

全天手术数量、急诊手术数量、急诊手术情况、急救情况、急救器械及药品、毒、麻、精神药品。

3.4 交班中发现病情、治疗、器械、物品交代不清的，应立即查问。接班时，如发现问题，应由交班者负责；接班后如因交班不清，发生差错事故或物品遗失，应由接班者负责。

3.5 交班报告书写要求字迹整齐、清晰，重点突出。

4 参考资料

4.1 《广东省护理管理工作规范（第4版）》

4.2 《手术室优质护理实践指南》

4.3 《手术室专科护士培训与考核》

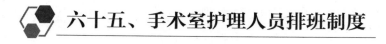

六十五、手术室护理人员排班制度

1 目的

规范手术室护理人员排班管理。

2 通用范围

手术室、介入室、无痛中心。

3 内容

3.1 弹性排班原则

根据手术和临床工作需要弹性安排工作时间，保持各班工作量均衡，以连续、层级、均衡、责任为原则。

3.2 人性化原则

建立排班需求登记簿，力求排班公开公正管理，在保证工作质量的前提下尽量满足护理人员的要求；适当照顾人员的特殊需求排班；满足每周工作时数（以《中华人民共和国劳动法》为依据）避免超负荷工作。

3.3 合理搭配原则

充分发挥高年资护士的作用，根据手术患者数、病情、手术难度及护士的工作能力合理搭配；节假日和夜班设带班组长。每天设立二值和三值，值班人员必须保持通信工具24小时通畅，在接到通知后15分钟内到位。

4 参考资料

4.1 《广东省护理管理工作规范（第4版）》

六十六、手术耗材二级库房管理制度

1 目的

规范手术耗材二级库房的管理。

2 通用范围

手术室、介入室、无痛中心。

3　内容

3.1　二级库房管理

3.1.1　耗材必须由医院采购部集中采购，科室不得直接向经销商采购，对于违规采购的，医院有权拒付货款，相关人员需承担相应责任。

3.1.2　二级库房物资，必须是经采购供应部验收人员验收合格的产品。未经验收或经验收不合格的产品不得进入二级库房，私自入库及使用不合格产品引发的各类不良后果，由科室负责人和当事人负责。

3.1.3　二级库房物资高值耗材必须放置电子账册或手工账册，随时做好账物的登记工作，每周盘点账物并签名确认，确保账物相符。

3.2　二级库房的物资储存要求

物资必须定点放置，距地面≥20cm，离墙壁≥5cm，离顶≥50cm，库房内做到清洁、整齐、通风，不与总务物资、私人物资一起放置。

3.2.1　物资应按要求存放，定期对库存物资进行养护，防止库房物资霉变、损坏。

3.2.2　做好二级库房内有效期管理工作，做到先进先出，对存放在仓库内6个月不使用的物资，应通知相关人员，妥善处理。在有效期前3个月与相关部门协调，填写退货通知单，做好物资的调换工作，无法调换的与相关科室协调尽快安排使用，并放在固定的警示位置，尽可能减少过期、失效、淘汰等损失。

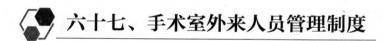

六十七、手术室外来人员管理制度

1　目的

规范手术室外来人员的管理。

2　通用范围

手术室、介入室、无痛中心。

3　内容

3.1　手术室一般不接待参观，确需参观的必须提前与手术室联系，征得同意后方可进入。参观者必须遵守手术室的各项规章制度。

3.2　外来人员参观手术时，必须提前与医务部联系，由医务部与手术室护士长、术者联系，征得同意后方可进入。

3.3　外请专家应提前到医务部办理相关手续并告知手术室，到达手术室后主动出示医务部证明（审批表复印件）。

3.4　手术室严格限制参观人数，一般情况下每个工作日参观总人数≤10人/次，其中每个手术间最多≤3人/次。

3.5　参观人员进入手术室前，必须按照手术室的着装规范，待手术一切准备就绪后方可进入指定手术间，离开时将衣帽等放回指定地点。

3.6　本院医生或进修医生参观手术时，必须所在科主任或住院总提前通知手术室做好安排。

3.7　外来参观手术室建设或管理者，应提前向医务部或护理部申请，由医务部或护理部与手术室护士长联系，征得同意后方可参观。一般情况下，只允许参观手术室半限制区及经污物通道参观限制区；特殊情况确需进入手术限制区时，不得超过4人。正在进行手术的手术间禁止参观。

3.8　参观者应服从手术室工作人员的管理，严格遵守无菌制度，不得在手术间内来回走动或进入非参观手术间；不得离手术台过近（＞30cm）或站得太高，以免影响无菌操作及手术进行。

3.9　特殊感染的手术谢绝参观。

六十八、手术室辅助人员岗位培训制度

1　目的

规范手术室辅助人员的培训。

2　通用范围

手术室、介入室、无痛中心。

3　定义

手术室辅助人员指手术室医护人员以外的工作人员。

4　内容

4.1　手术室辅助人员的岗位

包括门岗人员、卫生清洁人员、外勤人员。

4.2　手术室辅助人员的培训

4.2.1　岗前培训

4.2.1.1　由手术室护士长或委派专人对辅助人员进行理论和实践知识的培训。

4.2.1.2　学习医院和手术室的规章制度。

4.2.1.3　介绍工作环境及区域的划分。

4.2.1.4　岗位职责、工作流程，工作质量要求。

4.2.1.5　职业防护的培训。

4.2.2　定期进行岗位相关知识的培训，包括服务态度、与患者和医务人员有效沟通，每月至少一次。

4.2.3　每月对工作质量进行定期检查或不定期督查，对不达标者进行再培训。

5　参考资料

5.1　《中华人民共和国卫生行业标准》

5.2　《辅助人员工作质量考核标准》

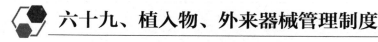

六十九、植入物、外来器械管理制度

1　目的

规范外来医疗器械与植入物的管理。

2　通用范围

消毒供应中心、医学装备科、医院感染管理科、相关使用科室。

3 定义

3.1 外来医疗器械

外来医疗器械是由医疗器械生产厂家、公司租借或免费提供给医院可重复使用、主要用于与植入物相关的医疗器械。

3.2 植入物

植入物指放置于外科操作造成的或生理存在的体腔中，留存时间为30天或以上的可植入性医疗器械。

4 内容

4.1 总则

4.1.1　外来医疗器械供应商（以下简称供应商）必须提供有效的"三证"（《医疗器械生产企业许可证》《医疗器械产品注册证》《医疗器械经营企业许可证》），并在医学装备科备案。严禁临床科室擅自使用未经医学装备科备案的外来医疗器械（含未灭菌植入物）。

4.1.2　如特殊情况需技术人员现场指导应由麻醉科先提出申请，经医务部审核参与手术器械指导使用资格，并经手术室护士长同意后方可进入，每台手术只限一人。

4.1.3　植入物与外来医疗器械应由消毒供应中心统一清洗、消毒、包装、灭菌、生物监测及发放，并做好记录。

4.1.4　供应商每次送达消毒供应中心必须提供器械交接清单（表4-69-1）存于消毒供应中心备查。外来器械植入物放行卡（表4-69-2）跟随器械消毒灭菌发放，由手术室保存备查。

4.1.5　灭菌植入性器械及外来医疗器械应每批次进行生物监测，生物监测合格后方可放行。

4.1.6　使用者应检查并确认灭菌手术器械包内、外化学指示物，合格后方可使用。

4.2 各部门工作细则

4.2.1　临床科室

4.2.1.1　严禁擅自使用未经医院医学装备科备案的器械及植入物。

4.2.1.2　手术医生在电子病历系统上开出电子"手术通知单"，由手术室提交外来器械资料到消毒供应中心并及时通知供应商将外来器械送至消毒供应中心。

4.2.1.3 紧急情况下，需要提前放行的外来器械，手术室应通知消毒供应中心做好准备，手术主刀医师填写"外来医疗器械（含植入物）紧急放行申请单"（表4-69-3），由使用科室主任及主刀医生签名。

4.2.2 供应商

4.2.2.1 择期手术器械应在术前一天15:00前送达消毒供应中心交接、清洗、消毒、包装及灭菌；送达本院的器械不能含肉眼可视污迹、血垢等，否则消毒供应中心有权拒绝接收，累计出现3次类似事件，反馈医学装备科处理。

4.2.2.2 供应商不得以医疗器械周转数不足为由延误送器械时间，由此产生的不良后果由供应商负责。

4.2.2.3 供应商将外来医疗器械送至消毒供应中心后，共同核对医疗器械名称、数量，并协助包装。

4.2.2.4 供应商接到急诊手术通知单后，及时将外来医疗器械送至消毒供应中心处理，在灭菌器运行正常的情况下3小时内送到手术室使用。

4.2.3 消毒供应中心

4.2.3.1 通过"信息追溯系统"查询由手术室发送的患者资料，并核对该患者使用的外来医疗器械信息。

4.2.3.2 科室安排专职人员接收、清点、包装、灭菌外来医疗器械，并进行物理、化学、生物监测和记录，原始记录至少保存3年。

4.2.3.3 紧急情况下可使用提前放行，由科主任或主刀医生填写《外来医疗器械（含植入物）紧急放行申请单》，器械灭菌时"第五类化学指示物监测、生物监测"同时进行，"第五类化学指示物"监测合格，可作为提前放行的标志。生物监测完成后，消毒供应中心应及时将结果通知手术医生、使用部门及医院感染管理科。如果生物监测不合格，必须按灭菌不合格的相关要求处理。

4.2.3.4 消毒供应中心在接收处理外来医疗器械后，通过信息追溯系统及时将外来器械资料反馈给手术室，便于跟踪。

4.2.4 手术室

4.2.4.1 手术医生应在术前一天中午12点前提交手术通知单到手术室，手术室护士在术前一天14:00前将外来器械患者资料发送至消毒供应中心。如有紧急情况，手术室护士接收手术通知单后及时发送患者资料并电话通知消毒供应中心。

4.2.4.2 术前一天核对消毒供应中心反馈的外来器械资料及数量是否齐全并做好交接班。

4.2.5 医院感染管理科

每季度对在消毒供应中心灭菌的外来医疗器械进行督查，核对外来医疗器械是否规范处理。

4.2.6 医学装备科

负责审核外来器械供应公司的准入资格、核对供应商提供的器械与图册是否一致及备案。

5 参考资料

5.1 《医院消毒供应中心管理规范》
5.2 《医院消毒供应中心清洗消毒与灭菌技术操作规范》
5.3 《医院消毒供应中心清洗消毒及灭菌效果监测规范》

6 附件

6.1 外来器械/植入物交接清点表（表4-69-1）

表4-69-1 外来器械/植入物交接清点表

公司名称：		负责人：		使用科室：		患者姓名： 住院号：	
器械包名称：		器械总数： 植入物总数：		重量（kg）： 体积：		手术日期：	
材质性状：		（ ）耐湿 （ ）耐高温 （ ）不耐湿 （ ）不耐高温				手术医生：	

序号	器械名称	器械图样	接收器械数量	拆卸件数	返洗器械数量	清洗办法				消毒方法		干燥方法			灭菌方法		备注
						刷洗	超声	高压水枪	清洗消毒	酒精擦拭	煮沸	机械干燥	擦拭	气枪	环氧乙烷	压力蒸汽	
	器械总件数																

配送接收日期：	配送接收时间：		配送人签名：	消毒供应中心接收人签名：
返洗接收日期：	返洗接收日期：		消一供接收人签名：	供应商取器械人签名：

6.2　外来器械植入物放行卡（表4-69-2）

表4-69-2　外来器械植入物放行卡

供应商	生产企业名称：
	经营企业名称：
	外来器械名称及数量： 灭菌方式：□环氧乙烷　□压力蒸汽
	植入物名称及数量： 灭菌方式：□环氧乙烷　□压力蒸汽
	业务员签名：
手术科室	科室：　　　　患者姓名：　　　　住院号：　　　　手术日期：
	备注：
	手术名称：
	□外来器械名称及数量相符　□植入物名称、型号及数量相符 手术室耗材审批：□是　□否 手术器械使用时间：
	主刀医师签名：　　　　日期：
消毒供应中心审核	□审批证明已备案　□外来器械名称及数量相符 □植入物名称、型号及数量相符 灭菌方式：□环氧乙烷　□压力蒸汽　□其他：_____ 清点签名：　　包装签名：　　日期：
手术室使用审核	□外来器械名称及数量相符　□植入物名称、型号及数量相符 外来器械/植入物灭菌包监测：□合格　　□不合格 灭菌方式：□环氧乙烷　□压力蒸汽 器械接收护士：　　　　洗手护士：　　　　巡回护士： 日期：

6.3　外来医疗器械、含植入物提前放行申请表（表4-69-3）

表4-69-3　外来医疗器械、含植入物提前放行申请表

科别：　　　　患者姓名：　　　　住院号：　　　　日期：		
公司名称：　　　　　　　　供应商签名：		
外来器械名称、植入物名称、型号、规格、数量		
手术名称：		
提前放行申请	原因：	
	手术医生签名：	手术护士签名：
以下是供应室填写		

续表

灭菌基本参数：	灭菌日期：　　年　　月　　日　　　　失效期：　　年　　月　　日	
	灭菌方式：□压力蒸汽灭菌　　□EO灭菌　　□等离子灭菌　　炉号/炉次：	
	灭菌参数：温度：　　℃　　压力：　　MPa　　时间：　　min	
卸载时质量确认	检查外包装：□符合要求　　□不符合要求	
	湿包现象：□无　　□有	
化学监测	包外化学监测结果：□合格　　□不合格	
生物监测	指示物类型：□1292快速生物指示物　　□普通生物指示物	
	快速生物指示物培养时间：从　月　日　时　分至　月　日　时　分	
	监测管结果：□阴性　　□阳性　　阳性对管结果：□阳性　　□阴性	
放行情况	提前放行：□是　　□否　　实际放行时间：　　年　　月　　日　　时　　分	
	第5类化学指示：	包外指示胶带：
放行者签名：	报告使用部门日期时间：　　年　　月　　日　　时　　分	
报告者签名：	年　　月　　日　　时　　分	

6.4　外来医疗器械（含植入物）处理流程图（图4-69-1）

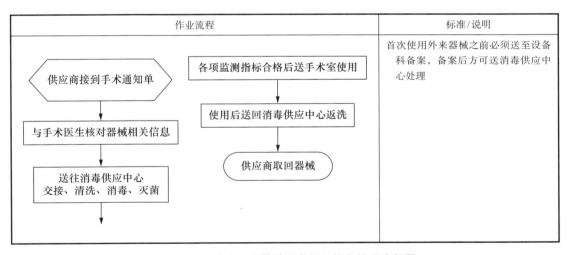

图4-69-1　外来医疗器械（含植入物）处理流程图

 七十、消毒供应中心物品灭菌失败召回制度

1　目的

确保诊疗器械、器具达到灭菌水平，保证患者安全。

2 通用范围

全院使用灭菌物品的科室、消毒供应中心。

3 定义

3.1 灭菌失败指物品灭菌后出现物理监测、化学监测、生物监测不合格，任意一项影响灭菌质量的情况均被视为灭菌失败。

3.2 灭菌物品的召回指当灭菌物品在发放后出现疑似或确定灭菌失败的情况时，将已发放的灭菌物品回收至消毒供应中心。

4 内容

4.1 临床科室发现灭菌失败事件，立即停止使用并通知消毒供应中心。

4.2 消毒供应中心立即电话通知相关科室，停止使用该炉次灭菌物品，同时派相关人员携带替代灭菌物品送达相应科室，更换并召回存在问题物品，保障临床的正常使用。

4.3 电话报告相关职能部门，如医务部、院感科、护理部等。

4.4 调查灭菌失败原因。追踪清洗、包装、装载及卸载等环节，灭菌器的运行情况，所用的化学、生物指示剂是否在有效期内，核查同炉次物品生物监测结果，及在灭菌全过程中的物理监测参数和化学监测结果（包内、包外）。近两天内所有物理监测、化学监测的工作记录参数。

4.5 调查结果上报医院相关部门。

4.6 通知各科室停止使用该炉号自上次生物监测合格之后到本次生物不合格之间的所有灭菌物品并召回。

4.7 该灭菌器炉号的上次生物监测合格的植入物，如已植入在患者身上，临床科室应建立个案追踪，包括患者姓名、住院号、手术日期、植入物种类、厂家、手术医生、手术过程。消毒供应中心必须配合临床科室列出植入物感染的风险、病原体及可能感染的部位。

4.8 组织相关专家对事件进行风险评估、分析、判断及提出处理措施。

4.9 对该事件的处理情况进行分析、整改、总结，并在医院安全（不良）事件管理系统上报。

5 参考资料

5.1 《医院消毒供应中心 第1部分：管理规范》

5.2 《医院消毒供应中心　第2部分：清洗消毒及灭菌技术操作规范》

5.3 《医院消毒供应中心　第3部分：清洗消毒及灭菌效果监测标准》

5.4 《广东省医疗机构消毒供应中心感染防控指引》

6　附件

6.1　消毒供应中心物品灭菌失败召回流程图（图4-70-1）

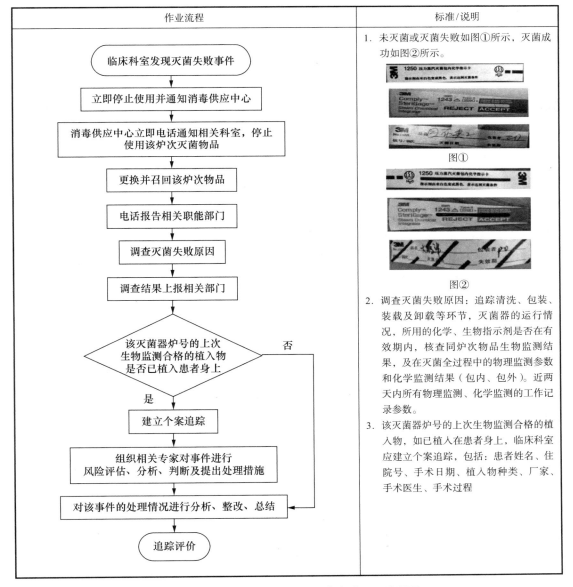

作业流程	标准/说明
临床科室发现灭菌失败事件 立即停止使用并通知消毒供应中心 消毒供应中心立即电话通知相关科室，停止使用该炉次灭菌物品 更换并召回该炉次物品 电话报告相关职能部门 调查灭菌失败原因 调查结果上报相关部门 该灭菌器炉号的上次生物监测合格的植入物是否已植入患者身上？　否 是 建立个案追踪 组织相关专家对事件进行风险评估、分析、判断及提出处理措施 对该事件的处理情况进行分析、整改、总结 追踪评价	1. 未灭菌或灭菌失败如图①所示，灭菌成功如图②所示。 图① 图② 2. 调查灭菌失败原因：追踪清洗、包装、装载及卸载等环节，灭菌器的运行情况，所用的化学、生物指示剂是否在有效期内，核查同炉次物品生物监测结果，及在灭菌全过程中的物理监测参数和化学监测结果（包内、包外）。近两天内所有物理监测、化学监测的工作记录参数。 3. 该灭菌器炉号的上次生物监测合格的植入物，如已植入在患者身上，临床科室应建立个案追踪，包括：患者姓名、住院号、手术日期、植入物种类、厂家、手术医生、手术过程

图4-70-1　消毒供应中心物品灭菌失败召回流程图

七十一、导医首见和首问负责制度

1 目的

规范导医首见和首问负责管理。

2 通用范围

医院门诊部。

3 内容

3.1   最先受理患者或家属咨询的导医为第一责任人,负责解答、引领、处理患者或家属在医院范围内提出的医疗服务项目、寻医问药、科室位置以及办事程序等各类问题,为患者提供优质满意的服务。

3.2   首问负责制:包括面对面询问、电话咨询。做到有问必答,不得以任何理由推诿或让患者或家属反复来回奔走,要想方设法帮助患者或家属解决问题。

3.3   熟悉当天专科、专家出诊医生动态和出诊地点,及各科就诊情况和常规开展项目,根据患者需求正确引导就诊诊室。

3.4   对危重、老幼、残疾患者重点照顾、免费提供车床、轮椅服务;主动接待并搀扶护送就诊,合理安排优先诊治。对急危重患者,严格执行门诊急、危、重症患者优先处置制度。

3.5   经常巡视门诊大厅,引导患者挂号、候诊、检查、收费。及时收集患者对医院各级各类人员的意见,沟通好医患关系、工作中认真负责、细致周到,积极提供便民服务措施。

3.6   保证就诊环境清洁、整齐,备好所有用品和设备,并处于完好状态,做好就诊前的各项准备工作。

3.7   发现消防安全问题:由最先发现问题的护士负责,按照流程及时处理、上报。

3.8   服务工作过程中,因严重处置不当被患者或家属投诉,经查属实,严格按照星级服务考评方案进行处理。

4 参考资料

4.1 《现代医院门诊管理指南》

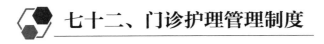 七十二、门诊护理管理制度

1　目的

规范门诊护理管理。

2　通用范围

医院门诊部。

3　内容

3.1　礼仪服务管理

准时到岗，着装规范，热情主动地接待每位患者，做到首问负责制，有问必答。

3.2　预检服务管理

严格执行门诊预检分诊制度，"一看、二问、三检查、四分诊、五登记"正确分诊。

3.3　巡视服务管理

做好开诊前一切准备工作，巡视候诊区，维持候诊秩序，做好患者报到、取药、化验及特殊检查和治疗的指导。

3.4　健康教育管理

在患者候诊期间，开展多形式的健康教育活动，向患者及家属宣传卫生保健知识；做好卫生防病和治疗检查的健康教育工作。

3.5　便民服务管理

严格执行门诊优先诊治制度，对特殊患者给予优先就诊。

3.6　院感防控质量管理

严格执行手卫生及各项无菌操作规范，防止交叉感染。医疗废物分类放置，处理规范。

3.7 急救设备质量管理

严格执行抢救车五定制度（定时核对、定人保管、定点放置、定量保存、定期消毒），抢救车示意图标示清楚，抢救设备齐全，功能完好处于备用状态，护士能及时熟练地使用抢救仪器。

3.8 突发事件处置管理

能够熟练使用灭火器、消火栓、手动报警和区域报警装置，及时有效地启动灭火、疏散程序，安全有序地疏散患者撤离火灾现场。知晓各类突发应急事件的处理预案。

4 参考资料

4.1 《现代医院门诊管理指南》

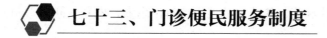

七十三、门诊便民服务制度

1 目的

以为民、便民、利民为服务宗旨，提高患者满意度。

2 通用范围

医院门诊部。

3 内容

3.1 导医应热情、耐心、主动提供咨询服务。

3.2 免费为患者提供轮椅、平车、饮水、卫生纸、笔、便笺纸、老花眼镜等便民服务措施。

3.3 为年老体弱、残疾人、现役军人等持有《优抚证》人员提供主动导诊服务，收费处优先挂号、优先安排就诊，药房优先配药。

3.4 为患者提供预约挂号、报到、自助机自助服务指导，缩短患者就诊等候时间。

3.5 医院和科室免费为患者提供健康教育咨询、科室专业特长等宣传资料。

3.6　导医应主动为行动困难并无陪护的患者代挂号、缴费、取药等服务。

3.7　门诊各候诊区设有休息座椅、卫生间、方便残疾人的无障碍设施。

3.8　门诊应有明显、易懂的标识，各诊室应有保护患者隐私设施（屏风、隔帘等）。执行"一医一患一诊室"。

3.9　保证就医环境的清洁、舒适、安全。

4　参考资料

4.1　《现代医院门诊管理指南》

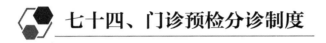

七十四、门诊预检分诊制度

1　目的

提高门诊工作效率，保障患者快速正确就诊；及时识别传染病患者，预防传染病扩散。

2　通用范围

医院门诊部。

3　定义

以科学的方法做依据，以患者的主客观资料来评估患者病情危急程度，确定患者就诊的优先次序，提高门诊工作效率。

4　内容

4.1　门诊预检、分诊工作必须由熟悉业务知识、责任心强、临床经验丰富、熟悉医院门诊流程、服务态度好，由护师或从事临床护理工作10年以上护士担任，以确保预检、分诊准确率。

4.2　预检、分诊护士必须坚守岗位，不得擅自离岗，如特殊有事情离开时，必须安排其他护士代替。

4.3　预检、分诊护士应主动热情接待每一位前来就诊的患者，简要询问病情，并进行流行病学调查，以及必要的检查（包括测体温等）。

4.4　遇有危、急重患者应立即通知附近医生、相关科室医师或送急诊室紧急处理，而后补办挂号手续。

4.5　对发热（体温≥37.3℃）伴咳嗽或咽痛等呼吸症状者，如来自疫区的患者及时护送到发热门诊治疗，并做好现场环境的消毒。

4.6　对传染病的患者或疑似传染病患者均应分诊到相关科室，以防交叉感染与传染病扩散。

4.7　严格执行登记制度，做好传染病登记和预检登记。

4.8　在预检分诊过程中遇有困难、应向门诊护士长汇报，或与相关医师商量，确定患者就诊专科，以提高预检和分诊质量。

4.9　定期组织相关人员学习，进行传染病预诊分诊相关知识培训。

5　参考资料

5.1　《现代医院门诊管理指南》

5.2　《医疗机构传染病预检分诊管理办法》

第五章　护理教育教研管理制度

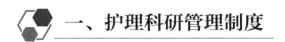

一、护理科研管理制度

1　目的

规范科研管理，提高科研质量与水平。

2　通用范围

全院护理单元。

3　内容

3.1　护理部设立护理教育科研管理委员会，定期召开会议，总结成功经验，规范相关标准。

3.2　设立护理科研管理小组，负责制订护理科研计划，调研全院护理人员科研情况，并组织科研知识培训。

3.3　不定期组织护理学术交流，学习国内外先进的护理科研信息。

3.4　在科教部的统筹组织下，参与科研项目的申报和临床实施。

3.5　指导护理科研课题的立项、申报，审核与指导护理单元护理论文的外投。

3.6　护理论文审批程序：填写《论文向外发稿审批表》，经护士长、科室主任、护理科研管理小组、护理部审核，分管院长同意，科教部登记备案后才能对外发表，并且填写论文保证书和签名，确保论文的真实性及不一稿多投方可投稿。

3.7　每年年底统计全院护士护理论文发表数量，制作论文集，对发表期刊的质量进行分类。

3.8　科研经费的申请：由项目申请人提交项目标书（申请书），交护理教育科研管理委员会评审，再交护理部主任批准，提交科教部审核，并做好科研经费使用计划。

3.9　要求N3级以上人员每两年完成学术论文1篇以上，各科室每年要有一定数量的护理论文在专业期刊上发表。

3.10　鼓励护理人员开展临床护理科研，护理部定期举办护理科研学术论文交流会，并对科研立项及优秀论文作者进行表彰。

4　参考资料

4.1　《广东省护理管理工作规范（第4版）》

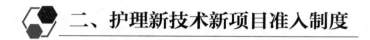

二、护理新技术新项目准入制度

1　目的

规范护理新技术、新项目准入管理，确保护理安全。

2　通用范围

全院护理单元。

3　定义

凡是近年来在国内外医学领域具有发展趋势、在本医院内或本科室内尚未开展或未使用的临床护理新方法，均应被认定为护理新技术和新项目。

4　内容

4.1　所有拟新开展的护理新技术和新项目必须在申请之前通过相关的培训、考核，科室必须制定完善的操作规程、护理常规及风险防范。

4.2　所有申请新开展的护理新技术、新项目（包括院级和科内）均必须通过内网"护理人力资源管理系统—科研管理—新技术管理"向护理部进行申报。在系统内申报时必须提交相关的培训、考核、操作规程、护理常规及风险防范等资料。

4.3　在本院尚未开展的新技术、新项目在提交护理部审核通过后，再向医务部递交《新技术审批表》《医疗新技术新项目实施方案》及伦理审查申请，经审查通过后才可以进入临床实施阶段。

4.4　在本院已开展但科内未开展的新技术、新项目，在提交护理部审核通过后，即可以进入临床实施阶段，不需再向医务部递交申请。

4.5　护理新技术、新项目临床应用时要严格遵守患者知情同意原则，并有记录。

4.6　做好新业务、新技术应用效果评价，效果评价中应有科学数据作为支持依据。

4.7　新技术、新项目开展期满1年后，申请负责人需向医疗技术临床应用管理委员会递交《新技术年度工作总结表》《新技术患者信息汇总表》《医疗新技术转常规技术申请表》（符合相关条件才可递交新技术转常规技术申请表）。

4.8　由医疗技术临床应用管理委员会组织专家对新技术开展情况进行审核，审核通过后新技术转为常规技术正常开展。

5　参考资料

5.1　《医疗技术临床应用管理办法》（卫医政发〔2009〕18号）

5.2　《广东省护理管理工作规范（第4版）》

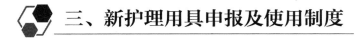

三、新护理用具申报及使用制度

1　目的

规范新护理用具使用与管理，确保护理安全。

2　通用范围

全院护理单元。

3　内容

3.1　新护理用具的使用原则必须贴近临床，立足于患者；必须有利于提高工作质量与效率。

3.2　由使用科室提出书面申请，经护理部、医院伦理委员会、院长审核同意后方可开展使用。

3.3　申请购置程序：填写设备购置计划表经医院OA系统办公系统向医学装备科提出申请，经审核批准后由医学装备科统一购置。

3.4　护理新用具使用前，应制定完善的操作规程及考核标准，且应对护理人员进行培训并考核合格方可开展使用。

3.5 护理用品三证的审核工作由医学装备科负责。护理新用具使用后要有临床使用质量评价。

4 参考资料

4.1 《广东省临床管理工作规范（第4版）》

四、护理人员在职继续教育管理制度

1 目的

规范护理人员继续教育培训与考核工作，提升护理人员综合能力。

2 通用范围

全院护理人员。

3 定义

护理人员继续教育是继毕业后以学习新理论、新知识、新技术、新方法为主的一种终身性护理学教育。

4 内容

4.1 参加护理人员继续教育，既是护理技术人员享有的权利，也是应尽的义务。

4.2 参加护理人员继续教育活动（学术会议、学术讲座、专题讨论会、专题学习班、学术沙龙、专题调研和考察、疑难病例讨论、技术操作示教、短期或长期培训等），为同行授课、学术报告、发表论文和出版著作等，均视为参加继续护理学教育。

4.3 护理人员继续教育以短期和业余学习为主。自学是继续护理学教育的重要形式，医院提供有关的文字和音像教材。参加学习的内容应与专业对口，符合本科室业务发展需要。

4.4 护理人员继续教育管理由科教部、护理部负责。护理部与各科室共同制订护理人员的学习、培训、进修计划。外出学习必须由个人提出申请，经科室同意，递交护理部审批。

4.5　护理人员参加继续教育活动记录在护士技术档案内。

4.6　继续教育学分每年由科教部统一进行审核，继续教育合格证由本人自行下载保存在护士技术档案内。

4.7　护理技术人员必须按规定每年取得继续教育合格证，才能作为再次注册、聘任及晋升高级专业技术职务的条件之一。

4.8　参加继续教育学习原则上在院内进行，各类学分原则上参加院内或各地方护理学会、医疗行政机构举办的继续教育项目及学术活动中获取。

5 参考资料

5.1　《广东省专业技术人员继续教育条例》

5.2　《广东省护理管理工作规范（第4版）》

五、护理技术档案管理制度

1 目的

规范护理技术资料管理，便于工作中资料的留存及使用，保证资料的完整性。

2 通用范围

全院护理单元。

3 定义

护理技术档案指护理过程中的技术和业务资料，护理人员的业务技术档案。

4 内容

4.1 护理业务技术资料档案内容

4.1.1 护理技术资料

包括本院制定的各种疾病护理常规，各项技术操作规程，每年制订的科研计划，发表的护理学术论文，国内外护理科技动态，各种学习班及业务学习情况，专题讲座等编目存档。

4.1.2　护理业务工作档案

包括年度护理工作计划、工作总结，以及上级有关护理文件，申报上级有关批件存底；护理工作检查评比总结；有关护理工作制度；各种会议纪要记录；护理人员的执业注册、进修、培训、出勤情况，以及奖惩、不良事件等资料，均应登记存档。

4.1.3　各级护理人员业务技术存档

主要包括个人学历、经历、业务培训、业务技术考核情况，科研成果、学术论文以及奖惩及晋升材料等。

4.2　护理业务技术档案管理

4.2.1　专人负责材料收集、登记和保管工作。应保证材料的完整、清晰。

4.2.2　建立保管制度，分卷、分档存放，年终进行分类、分册装订，长期保管。

4.2.3　及时在人力资源系统更新个人技术档案信息，科室档案信息与护理部联网。

5　参考资料

5.1　《广东省护理管理工作规范（第4版）》

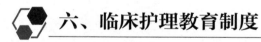

六、临床护理教育制度

1　目的

为新毕业后进入医疗卫生体系的护士提供一个全面、持续、终身的教育体系，确保护士的知识和能力适应医学、护理学和社会发展需要，满足群众日益增长的健康医疗护理服务需求。

2　通用范围

全院护理单元。

3　内容

3.1　每一个护士都享有持续、终身接受教育的机会和权利。

3.2　医疗机构应当为护士提供获得持续、终身教育的支持环境和保障。

3.3　临床护理教育包括毕业后继续教育和学历教育。

3.4　临床护理教育的基本依据是卫生法律法规、规章和医疗护理专业常规、护士核心能力和护士岗位各层级的任职资格和岗位职责。

3.5　临床护理教育基本框架包括毕业后的规范化培训、临床护士核心能力的培训、专科护士培养。

3.6　临床护理教育为护士岗位的晋级、晋升，护士的能力和成长，护理质量、患者安全和医疗风险防控提供支持和支撑。

3.7　建立临床护理教育管理架构，独立设置或兼职设置包括护理教育总监、教育护士长和教育护士岗位，并建立任职资格、岗位职责和权责义务。

3.8　临床护理教育体系包括教育目标、价值观、临床护理教育组织、教育内涵和范畴、教育计划及其组织实施、激励机制和考核评价标准。

3.9　临床护理教育内涵和范畴围绕人的健康和医疗服务需求，随着护理专业发展、专科领域拓展和学科协同融合而处于动态发展之中。

3.10　护理教育质量评价纳入医院评价、医疗护理质量评价和绩效薪酬。

4　参考资料

4.1　《护士条例》

4.2　《广东省护理管理工作规范（第4版）》

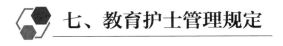

七、教育护士管理规定

1　目的

加强教育护士队伍建设，规范教育护士的管理，明确教育护士的职责范围。

2　通用范围

全院护理单元。

3 内容

3.1 任职要求

3.1.1 任职资格

3.1.1.1 热爱带教工作，有较强的教学意识、事业心和责任感。有良好的职业道德、服务意识和敬业精神。

3.1.1.2 护理专业，具有大专以上学历、主管护师以上专业技术职称，第一学历本科、硕士及以上者优先。

3.1.1.3 具有6年以上临床经验和一定的教育能力、评判性思维能力，综合业务能力好，并具备领导、监督、组织、协调的能力。

3.1.1.4 原则上可兼任带教秘书或护理组长等管理工作。

3.1.2 选聘办法

凡承担护理教育任务的临床科室必须设置教育护士，原则上每个护理单元设置1名，任期为2年。

3.1.2.1 教育护士任职资格由临床科室护理单元内竞选出合格人选，如受人员资质限制，科内无符合任职条件者，可从N2-3档护士中遴选。护理部审核后报院领导审批，经批准后方可上岗。

3.1.2.2 科室填写《教育护士任职审批表》，经科室审核后报送护理部，护理部审核后报送院领导审批，审批合格后予以聘任。

3.1.2.3 若调整教育护士人选，必须书面说明情况并按照上述程序选拔、审批和备案。

3.2 工作职责

3.2.1 在护理部、病区护士长的领导下，负责所在病区或护理单元的临床护理教育工作，处理、协调相关事宜。

3.2.2 与护士长、护士、医生一起评估护理教育需求。

3.2.3 根据全院护理教育计划，制订本专科全年的护理教育计划和实施方案，拟定护士个人年度培训清单，并督促护士完成。

3.2.4 了解本专业护理新进展，掌握护理新知识、新业务、新形势，制定护理新方法，提供专业护理实践角色模式，发展和完成教育的标准及程序。

3.2.5 根据工作需要，承担临床护理工作任务，每月上一次P班和N班。

3.2.6　在护士长的统筹安排下，分管一定床位数的患者及病区其他工作任务，至少有30%的时间直接参与临床实践活动，每周至少有半天的时间进行教育活动。

3.2.7　负责本专业护理教育工作的全面组织协调、评估、策划、实施、评价。

3.2.8　组织落实新入职护士岗前教育、护士在职教育、患者教育、进修护理人员培训教育工作。

3.2.9　评估患者及护士的需求，根据临床护理质量存在问题，设立临床护理教育项目并落实。

3.2.10　负责组织本专科危重患者/疑难/典型病例的护理教育查房、组织本专科的临床小讲课任务。

3.2.11　参与本科室疑难典型病例医护一体化查房，收集疑难/典型病例资料加入临床护理临床库供临床护理教育及考核使用。

3.2.12　加强与所有学科的合作，做到专科临床教育资源共享。

3.2.13　负责本科室护士教育培训档案及各类教学资料的管理。

3.3　管理与考核

3.3.1　护理部负责组织教育护士的培训工作，每年按拟定的计划进行培训和考核。

3.3.2　护理部根据《教育护士评价表》对各科室教育护士进行评价考核，每季度考核一次，每年年终进行一次综合考核。90分以上为优秀，80~89分为称职，60~79分为基本称职，60分以下为不称职。

3.3.3　每季度由护理部组织召开护理教育工作例会（若有重大事件随时召开），点评上阶段工作情况。

3.3.4　各科教育护士每年12月必须上交当年的工作总结及次年的工作计划，由护士长审核后上交护理部。

3.4　奖罚政策

3.4.1　教育护士岗位津贴的系数为0.1。

3.4.2　每年进行一次"优秀教育护士"评选工作，凡被评为优秀者，授予"优秀教育护士"称号，并给予表彰。

3.4.3　教育护士在工作期间因不负责任，年内2次考核不合格，导致科室护理教育工作严重滞后或发生重大教学事故的，立即暂停教育护士工作，由科室选派其他符合任职资质条件的人员接替。

4 附件

4.1 教育护士任职审批表（表5-7-1）

表5-7-1 教育护士任职审批表

申报科室：   申报时间：   年   月   日

姓名		性别		出生年月	
职称		第一学历		最高学历	
参加工作时间					
联系方式			邮 箱		
个人简历					
主要教学经历					

申请人：

　　　　年　　月　　日

申报科室意见：

科室护士长：

　　　　年　　月　　日

护理部意见：

护理部主任：

　　　　年　　月　　日

分管院领导意见：

分管院长：

　　　　年　　月　　日

院领导意见：

院领导签字：

　　　　年　　月　　日

4.2　教育护士评价表（表5-7-2）

表5-7-2　教育护士评价表

姓名：　　　　　　　　　　科室：　　　　　　　　　　时间：

考核项目	考核内容	分值	评价		
			自评	科室	教育小组
工作素质 （20分）	1. 工作责任心、团队意识、合作精神	4			
	2. 监督、协调、沟通及组织能力	4			
	3. 接受、执行教育任务的工作态度	4			
	4. 对护理教育工作的熟悉程度	4			
	5. 每月参加护理教育例会，每年请假超过2次不得分	4			
教育工作 完成质量 （68分）	1. 制定本科室的教育培训制度	4			
	2. 完善本科室教育培训的人员架构图	4			
	3. 及时更新本科护理人员层级一览表	4			
	4. 与护士长、护士、医生一起评估护理教育需求	4			
	5. 根据护理部的护理教育计划，制订本专科的护理教育计划和实施方案	4			
	6. 拟定护士个人年度培训清单并监督落实	4			
	7. 每季度有一次经典案例分享	4			
	8. 每月有一次以上科内小讲课	4			
	9. 每月有一次以上护理教学查房（有护生）	4			
	10. N2以上落实个案护理分享	4			
	11. 对院级组织的教学活动进行科内分享	4			
	12. 每月根据本科临床护理质量存在问题有针对性培训	4			
	13. 科室有每周晨间学习计划并落实	4			
	14. 每季度按计划完成培训及评价	4			
	15. 每项教学活动均有总结记录	4			
	16. 年终有年度总结	4			
	17. 及时做好科内人员教育档案的保存与管理	4			
专业协作 （12分）	1. 协助护理教研室开展教学研究、学术讲座、教学改革等推动护理教育发展的工作	4			
	2. 善于发现问题，对医院护理教育工作提出建设性的建议	4			
	3. 与其他带教老师、教育护士团结协作，推动医院护理教育工作发展	4			
合计		100			

说明：1. 评价标准：4分：优秀；3分：称职；2分：基本称职；1分：不称职；

　　　2. 自评：教育护士本人评；科室评：由护士长综合科室护士意见评；教育小组评：由护理部组织检查评。

八、护士岗前培训制度

1 目的

规范护理人员岗前培训管理。

2 通用范围

新入职护理人员、轮岗护士、转岗护士及返岗护士。

3 定义

3.1 轮岗护士：从一个护理单元轮转到另一个护理单元的护士。

3.2 转岗护士：从一个护理单元调到另一个护理单元的护士。

3.3 返岗护士：休假、外出学习、进修或帮扶≥3个月后重新返回护理岗位的护士。

4 内容

新入职护理人员（含助理护士）、转岗、轮岗、返岗护理人员在正式上岗前，必须按规定接受岗前培训及考核，主要培训内容如下。

4.1 新入职护理人员

4.1.1 新入职护理人员报到后，领取"护士规范化培训手册"，按规定接受培训。培训由人力资源部和护理部统一安排。

4.1.2 参加医院统一组织的新员工岗前培训。

4.1.3 护理部培训内容包括：护理相关制度法规、护理核心制度、优质护理、病区环境管理、护理团队文化、护士职业生涯规划等。

4.1.4 护士技能培训：由护理部安排、组织基础护理技能的培训。

4.1.5 岗前集中培训的时间不少于一周，培训率达到100%。

4.1.6 培训结束后，进行理论及操作考试，考核合格后方可进入临床工作。

4.2 轮岗、转岗护理人员

护理单元在评估个体学习需求基础上安排培训，培训内容包括：人员介绍、工作环境

（如病区布局及管理要求、消防安全、病区物品放置、急救设施等）、专科相关规章制度、班次职责、工作流程等，经培训、考核合格后方可上岗。

4.3　返岗护理人员

返岗护理人员实行一周学习培训制，护理单元在评估个体学习需求基础上安排强化培训，对修订或新增的规章制度、岗位职责、工作流程、质量标准、新开展的业务和技术等进行学习，使其掌握护理规程，熟悉工作环境，尽快进入工作状态，防止护理差错事故发生，确保护理安全。

5 参考资料

5.1　《广东省护理管理工作规范（第4版）》

九、护士规范化培训制度

1 目的

对新入职护理人员进行规范化培训，使其能够独立、规范地为患者提供护理服务。

2 通用范围

院校毕业后新进入临床护理工作三年内的护士。

3 定义

护士规范化培训指医疗卫生机构的注册护士接受和参加护士毕业后规范化培训。

4 内容

4.1　护士规范化培训：初级责任护士晋升高级责任护士前必须完成护士规范化培训。

4.2　培训周期：护士毕业后三年内完成规范化培训内容。

4.3　培训内容：护理基础理论、护理基本知识、护理基本技能。

4.4　实施：在护理部组织下，由护理教育科研管理委员会制订培训计划，由规范化护士培训小组及各科教育护士组织实施。护士在规范化培训期限内，必须完成内科、外科、急诊、重症监护病房的轮科培训，并完成相应培训清单内容。

4.5　评价

4.5.1　各项考核成绩达标。

4.5.2　N1级护士进阶综合能力评价≥90分。

5　参考资料

5.1　《广东省护理管理工作规范（第4版）》

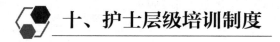

十、护士层级培训制度

1　目的

规范各层级护理人员培训与考核工作，提升护理人员技术能力和专业水平。

2　通用范围

全院护理人员。

3　内容

3.1　根据能级对应的原则，以护士专业能力及技术水平为主要指标，结合护士的学历、职称、专业工作年限等，划分为 N0～N6 七个技术层级，设置护士职业生涯发展规划。

3.2　根据不同岗位、不同专业、不同层次护理人员岗位特点制定层级核心能力培训模块，分层岗位培训。

3.3　岗位培训原则

以岗位需求为导向、以岗位胜任力为核心、突出护理专业（专科护理、专病护理、专项技术护理）内涵，注重护士思维能力、实践能力和人文素养的培养，在临床实践中切实解决患者的问题。

3.4 培训形式

3.4.1 护理部根据各层级护士核心能力要求对全院护士进行全面教育需求评估，设置各层级护士必修及选修培训课程，制订培训计划具体到年、月、日落实执行。

3.4.2 各科室根据护理部培训计划结合专科特点，制订各层级培训计划及培训清单，落实各层级护士培训。

3.4.3 根据具体课程目标采用翻转课堂、以问题为导向的教学法（problem-based learning，PBL）、情景模拟、案例教学、教学查房等多种教学方式，开展各层级培训。

3.5 各层级护士培训重点

3.5.1 N0级

护理礼仪、法律法规、规章制度、医院文化、基本理论、基础知识、基础技能。

3.5.2 N1级

基本理论、基础知识、各项护理技术操作及常用急救技术。

3.5.3 N2级

专科护理知识和技能、护理查房的方法及技巧、个案护理、病情较重患者的护理。

3.5.4 N3级

重症及疑难患者的护理、个案分析和讨论、临床教学、科研论文写作方法，护理新技术新发展。

3.5.5 N4级

护理管理、护理教育、护理新技术新发展、专科护理。

3.5.6 N5＋N6级

护理科研、护理专业发展、护理学科建设。

3.6 考核方式

3.6.1 护理部成立护理教育管理小组，每季度对各科培训情况督导检查、分析、反馈，并检查科室整改落实情况。

3.6.2 护理部定期采用问卷、晨间提问、床边综合能力、现场考核等多种方式、多维度进行理论及操作技能考核。

3.6.3 护士晋级（晋档）审核每年6月进行（N0级护士满足条件即可申请晋级），由护理部组织分层级管理小组进行分层级评价审核。

3.6.4 制订各层级护士进阶评价实施方案，按照全院公布—自主报名—资质及资料审核—现场考核—综合评价，层层审核。

3.6.5 实行动态管理，资质审核条件符合者予以晋级（或晋档），不符合者不予晋级（或晋档），层级不达标者不能晋升相应职称，任期内任职条件发生变化或未尽职责者，给予降低一级岗位。

4　参考资料

4.1　《广东省护理管理工作规范（第4版）》

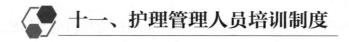

十一、护理管理人员培训制度

1　目的

提升护理管理人员的管理能力。

2　通用范围

全院护理管理人员。

3　内容

3.1　院内培训

3.1.1　对新上岗护士长进行岗前培训，内容包括护理管理知识、护士管理工作流程、护士长领导艺术、沟通技巧、护理质量管理、护理不良事件、护理安全管理等。

3.1.2　通过护士长例会、专题讲座等不同形式，对全院护士长进行管理知识培训和经验交流学习，更新管理理念和管理技巧，培养护理服务人文精神。

3.1.3　加强护士长目标管理量化考核，将月度考评与年终考评相结合，进一步规范各项护理管理工作。

3.1.4　安排科室护理管理人员参与院级或科级护理教育、护理质控及各专科护理小组活动，以提高其综合业务能力。

3.2　院外培训

3.2.1　每年选派护理管理人员分批次参加省、市级护理管理培训学习班、继续教育培训班及学术交流会，开阔视野，提高护理管理水平。

3.2.2　选派护理部副主任、优秀护士长到省内外先进医院参观交流、对口科室实地考察学习，开阔视野，学习和借鉴他人先进的管理理念和管理方法。

3.2.3　根据科室业务发展需要选派护理管理人员外出短期进修学习，以定向培养具有综合护理能力和专科护理技能的护理技术骨干。

3.2.4　护理管理人员申请外出培训学习，由本人通过医院OA系统办公系统发起外出参加学术会议申请，上传学术会议通知附件，经科主任、科教部、护理部、分管院长审核同意，科教部、纪委办公室、财务与资产管理部备案方可外出参加培训学习。

3.2.5　护理管理人员每年参加院外学习的频次及费用报销按科教部的《外出参加学术会议规定》执行。

3.2.6　护理管理人员参加院外培训后，一周内必须提交学习心得体会或进修报告到护理部，护理部根据情况安排汇报或专题讲课，以带动提高全院护理人员的护理水平。

4　参考资料

4.1　《广东省临床管理工作规范（第4版）》

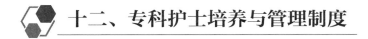

十二、专科护士培养与管理制度

1　目的

加强专科护士队伍建设，规范专科护士培养与管理。

2　通用范围

全院护理人员。

3　定义

专科护士指在某一特定护理专科领域，具有熟练的护理技术和知识，经省级及以上卫生行政部门认可的专科护理课程教育，具有专科护理实践能力并获得相应岗位证书的护士。

4　内容

4.1　专科护士培养

护理部根据医院发展和患者需求制订专科护士培养计划。设置手术室护理、急诊急救、血液透析护理、中医护理、康复护理、老年护理、静脉治疗专业、伤口/造口护理、糖尿病专业护理、重症监护护理等专科护理岗位。

4.1.1 院内培养

选取临床一线护士，护师以上专业技术职称，护理专业大专以上学历，有5年临床护理工作经验，在相应专科工作3年以上的注册护士。完成专科理论和临床实践课程，并考核合格者，由专科护理发展委员会颁发相应专科护士培训证书。

4.1.2 院外培养

选送临床一线护士，全日制护理本科以上学历以及表现优秀第一学历为大专者，主管护师以上专业技术职称，具有5年以上临床护理工作经验，在相应专科工作3年以上的注册护士。资格要求具有专科护士前期培训的基础，必须承担本专科联络员或护理专科组长1年以上，通过院内专科护士培训者优先（由专科护理小组推荐）。完成省级以上卫生行政主管部门组织或委托的专科护士培训课程，并具有专科护士资格认证的资质。

4.1.3 一票否决

近3年星级考评被降一颗星以上。

4.1.4 培养人数根据护理部规划的各专科领域培养人数而定。所有满足以上条件的申报者，必须通过竞选，择优选定。

4.2 专科护士管理

4.2.1 专科护士岗位设置

医院根据本院的专科护理发展及临床需求设置专科护士岗位，原则上一个专科领域设置1～2名专科护士，若专科有两个以上的病区，可根据专科发展的需求设置专科护士岗位。

4.2.2 专科护士的使用

4.2.2.1 专科护士在护理部及护士长的领导下开展工作，参与医院及科室专业发展的相关管理。

4.2.2.2 专科护士立足于本专科面向全院，要求在所学专业的相关科室工作，原则上不可转专业。

4.2.2.3 护士长根据其工作计划给予支持，每周安排0.5～1天专门从事专科工作，如专科查房、专科培训及专科技术指导、问卷调查等。

4.2.2.4 每年按要求完成专科护士工作量化评价表；每年向专科护理发展委员会进行年终述职。

4.2.2.5 每年对专科护士进行1次评价，专科护士核心能力评价＜80分或星级考评降至无星者，停止岗位聘任，一年后才能参加公开竞聘。

5 参考资料

5.1 《广东省护理管理工作规范（第4版）》

5.2 《广东省护理事业发展规划（2006—2010年）》

◆ 十三、外出进修培训制度

1 目的

为培养专业化专科护士，提高本院护士专业水平。

2 通用范围

全院护理单元。

3 内容

3.1 根据各专科的特点和工作需要，护理部每年有计划地分批、分期选送护理人员去院外的相关科室进修，学习先进护理技术及管理经验，掌握先进仪器、设备的使用等，培养专科和护理技术骨干。

3.2 护士进修基本条件

护理大专学历，有5年以上工作经验；护理本科学历，有3年以上工作经验；护师以上职称，年龄40岁以下；本专科工作1年以上。

3.3 进修护士基本能力要求

掌握本专业护理基础理论及技能，能解决本专科常见护理问题。工作能力强，专业能力强，能指导下级护士开展各项护理工作。

3.4 进修人员选拔

科室主任、护士长根据医院护士进修基本条件，以及本专业发展需要，择优推荐护士人选，报护理部、分管院长审批后决定进修人选。

3.5 护士长应对科室外出进修人员统筹安排，必须保证正常的护理工作不受影响。

3.6 护士长外出学习，应提出外出期间临床科室护理工作负责人选，报护理部审核。

3.7 护士外出进修前，应按医院规定流程完善进修手续，进修期间严格遵守本院及进修医院各项规章制度，积极进取，有目的地尽最大努力完成进修计划，进修结束后两周内，将学习心得上交护理部并汇报，按医院规定进行讲课及新技术推广应用。且外出学习获得的资料属于公共财产，应上交护理部，供护理人员共享。

3.8 护士进修后，必须在本院及本专业服务 5 年以上。外出进修期间待遇按医院规定。

3.9 外出学习护士条件按医院规定执行。

3.10 特殊情况经讨论决定。

4 参考资料

4.1 《广东省护理管理工作规范（第 4 版）》

十四、临床护理教学管理制度

1 目的

规范临床护理教学管理，保证护理教学质量，确保护理实习生实习安全及临床教学任务的圆满完成。

2 通用范围

全院护理单元。

3 内容

3.1 设立护理教研室，由护理部副主任分管教学工作，教学秘书协助管理。临床科室护理教学管理工作由护士长负责，每科设教学秘书一名，协助教学工作的落实；带教老师负责临床一对一带教。

3.2 护理教研室根据教学大纲要求，合理安排实习生轮科，制订培训计划。

3.3 临床科室根据实习大纲及护理教研室带教计划，制订和落实科内教学计划、教学培训清单，培训和考核实习生理论、操作技能，培养临床实践能力。

3.4 护理教研室每月组织护理实习生基础知识及专科知识培训，病区组织每批实习生护理教学查房、病例讨论 1 次、理论授课 1～4 次。

3.5 加强临床带教老师能力培养，定期开展临床教学老师能力培训。

3.6　每批实习生轮科结束，进行教学评价，促进教学相长。

3.7　护理教学管理小组定期督查教学情况，并总结分析与整改。

3.8　实习结束前，组织评选优秀带教老师、优秀实习生，调查教学满意度，持续改进。

4　参考资料

4.1　《护士条例》

4.2　《广东省护理管理工作规范（第4版）》

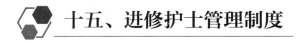

十五、进修护士管理制度

1　目的

规范进修护士管理，保证护理安全。

2　通用范围

来院进修的护理人员。

3　内容

3.1　护理进修人员由护理部、科教部共同管理，科室及个人不得擅自接收外来进修人员。

3.2　进修期一般分为3～6个月。

3.3　进修人员必须为中专及以上学历，并取得中华人民共和国护士执业证书。

3.4　进修人员必须填写《进修申请表》，经选派单位同意盖章后交护理部，在审定资格后统一安排。

3.5　进修人员在接到通知后，应按时报到，及时缴纳进修费用。进修人员报到后，因各种原因终止进修者，一律不退进修费。

3.6　护理部由专人负责进修管理工作。进修人员报到后，按照规章制度，安排到相应科室进修。

3.7　各病区进修工作由护士长负责，并选派合适的人员指导进修，认真落实进修计划。

3.8　进修人员在进修期间，遵守医院各项规章制度，服从科室工作安排，完成进修任务，未经护理部同意，不得自行调整进修的科目和时间，否则按自动终止进修处理。

3.9　　进修人员进修期间不得休探亲假和年度公休假，如有特殊情况需要请事假者，必须选送单位证明方可批准。

3.10　　进修结束前，科室对进修人员进行考核，做好书面鉴定，并交护理部。

3.11　　护士进修期满3个月，护理部才可发放结业证书，进修期满6个月科教部发进修证。

4　附件

4.1　护士进修流程图（图5-15-1）

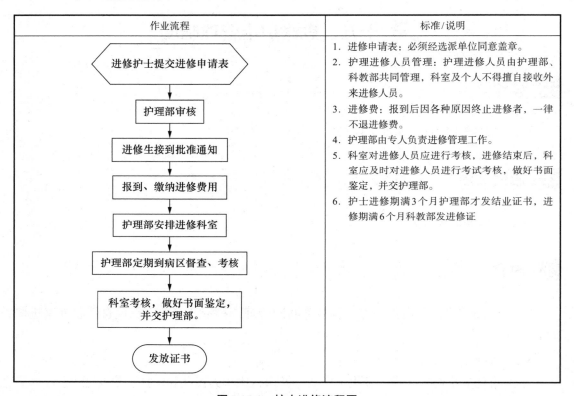

作业流程	标准/说明
进修护士提交进修申请表 护理部审核 进修生接到批准通知 报到、缴纳进修费用 护理部安排进修科室 护理部定期到病区督查、考核 科室考核，做好书面鉴定，并交护理部。 发放证书	1. 进修申请表：必须经选派单位同意盖章。 2. 护理进修人员管理：护理进修人员由护理部、科教部共同管理，科室及个人不得擅自接收外来进修人员。 3. 进修费：报到后因各种原因终止进修者，一律不退进修费。 4. 护理部由专人负责进修管理工作。 5. 科室对进修人员应进行考核，进修结束后，科室应及时对进修人员进行考试考核，做好书面鉴定，并交护理部。 6. 护士进修期满3个月护理部才发结业证书，进修期满6个月科教部发进修证

图5-15-1　护士进修流程图

第六章　专科护理发展管理制度

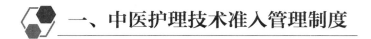

一、中医护理技术准入管理制度

1　目的

规范中医护理技术准入管理，确保护理安全。

2　通用范围

全院开展中医护理技术的护理单元。

3　定义

中医护理技术是在护理工作中使用中医传统疗法的技术。

4　内容

4.1　中医护理技术准入标准

4.1.1　在本院尚未开展的中医护理技术按《护理新技术新项目准入制度》执行，经审查通过后才可以进入临床实施阶段。

4.1.2　在本院已开展但科内未开展的中医护理技术，必须提交护理部审核通过后，即可以进入临床实施阶段，不用再向医务部递交申请。

4.2　制订中医护理技术指引

内容包括目的、适应证、禁忌证、操作流程、患者/家属教育、操作并发症的预防及处理等。

4.3　培训内容

4.3.1　低难度中医护理技术（中药熏洗、穴位贴敷、耳穴压豆、中药封包等）

中医基础理论知识、本科常见中药外治方剂的作用、药物配制的方法及技术操作指引。

4.3.2　中难度中医护理技术（温通刮痧疗法、平衡火罐、艾条灸、艾箱灸等）

中医基础理论、临床常用腧穴的主治病症及定位及技术操作指引。

4.3.3　高难度中医护理技术（雷火灸、火龙罐、铺姜灸等）

中医基础理论、临床常用腧穴的主治病症及定位、腧穴所在的经络及技术操作指引。

4.4　成立培训考评小组

由中医科主任及副主任医师、护士长、专科护士及院外培训取得相关中医技术证书人员组成。

4.5　考核要求

4.5.1　中医基础理论知识、技术操作相关理论知识考核≥80分。

4.5.2　中医护理技术操作考核≥85分。

4.5.3　在老师指导下独立完成5例操作。

4.6　中医护理技术资质准入

4.6.1　通过学习培训，取得院外培训合格/结业证书，可准入相关技术。

4.6.2　低难度中医护理技术准入必须取得护士执业证，经过培训并考核合格。

4.6.3　中难度中医护理技术准入需护师以上职称，经过培训并考核合格。

4.6.4　高难度中医护理技术准入必须护师≥5年或主管护师以上职称，经过培训并考核合格。

4.6.5　符合条件的人员提交申请及资质论证材料，经考评小组考核、审核通过，提交专科护理发展委员会审核通过后方可准入。

4.6.6　中医护理技术资质实行动态管理，每年考核，对考评不合格者或违反操作规程者，经护理部审核，取消授权。再授权需要重新综合考核。

4.7　医嘱开具

中医护理技术医嘱必须具有中医执业证医师开具。

5　参考资料

5.1　《综合医院中医药工作指南（2011）》——临床常见病辨证施护

二、多学科护理（MDT）团队管理制度

1 目的

及时解决护理难题，保障临床疑难重症患者的护理质量，推动护理新技术推广。

2 通用范围

全院护理单元。

3 定义

多学科护理（Multidisciplinary Team，MDT）指通过多学科协作的病例讨论、查房、会诊等形式，为患者制订个性化、连续性的护理方案，帮助解决护理疑难问题，同时提升护理质量和学术水平。

4 内容

4.1 多学科护理（MDT）团队组织架构

4.1.1 管理专家

护理部分管护理教育副主任。

4.1.2 专家组成员

4.1.2.1 主持人

发起多学科护理（MDT）申请的护士长、副护士长、专科护士，必要时由护理部主任或科护士长主持。

4.1.2.2 专家团队

原则上应具备专科护士、副主任护师以上职称或护士长职务，或由被邀请科室护士长指派人员。

4.1.3 秘书

护理部干事。

4.1.4 记录员

责任护士。

4.1.5 其他参加MDT人员

相关科室年轻护士、规培护士和进修护士可申请共同观摩学习。

4.2 多学科护理（MDT）团队人员职责

4.2.1 管理专家职责

4.2.1.1 审核护理MDT申请，确定参与护理MDT讨论的专家，发放病例资料，向申请科室反馈讨论安排。

4.2.1.2 参与讨论，组织督导、追踪护理措施的落实情况。

4.2.1.3 负责护理MDT的对外宣传、品牌建设。

4.2.1.4 负责组织相关讲座、学术会议。

4.2.2 主持人职责

4.2.2.1 提出专业层面的讨论问题，提交MDT病例资料及讨论申请。

4.2.2.2 主持MDT讨论会议，审核讨论记录并签名。

4.2.2.3 综合各专家讨论的意见，形成最终专业性意见，包括护理方案、明确每种护理手段的执行时间。

4.2.2.4 与责任护士一起将MDT护理意见反馈给患者及家属，征求意见。

4.2.2.5 跟进患者转归，并指导完善记录。

4.2.3 专家团队职责

4.2.3.1 根据患者病情需要，请某个学科专家参与讨论，由护理MDT秘书提前发出邀请，所受邀专家不得拒绝、推诿，确因特殊情况不能参加者，必须指派另外一位相应专家代替参加（代替者应为专科护士或主管护师以上职称护理人员）。

4.2.3.2 对患者进行相关的评估、查体和资料收集，对每个病例进行讨论，根据本专业最新指南或专家共识意见提出本专业领域观点，解答其他专家的问题，达成共识，为患者提供全程、综合、系统的个体化护理方案。

4.2.4 记录员职责

4.2.4.1 负责对护理MDT会诊全程记录，包括专家讨论的主要发言内容及最终意见等。

4.2.4.2 填写《护理MDT病例讨论意见书》，提交参会专家签名后存档。

4.2.4.3 如本人不能参加，需委托一名相关人员代替。

4.2.5 秘书职责

4.2.5.1 协助进行护理MDT的全程操作，包括会诊前准备、会诊中协调、会诊后跟踪。

4.2.5.2 统一受理临床申请，收集资料，按先后顺序、病情轻重缓急或年度计划安排护理MDT顺序。

4.2.5.3 负责通知护理MDT成员会诊时间、会诊地点、特殊安排、注意事项等。

4.2.5.4 负责协调专家的参会、签到工作，负责护理MDT工作的数据管理与考核。

4.2.5.5　负责保管、存档讨论记录及相关资料；统计护理MDT病例的临床资料；护理MDT工作群的维护。

4.2.5.6　协助管理专家做好相关讲座、学术会议的组织协调。

4.2.5.7　如本人不能参加，必须报告管理专家，由护理部指派人员代替。

4.3　多学科联合查房

4.3.1　查房对象

涉及2个及以上专科的复杂、疑难、跨学科及跨专业的病例、护理新知识新技术、护理效果不佳或出现严重并发症的病例。

4.3.2　参加人员

以专科护士为主导，护士长或专科护士主持，相应专科的教育护士长、专科护士、护理骨干、责任护士。

4.3.3　查房内容

专科护士联合查房/围绕解决个案问题展开，案例提供由不同专业小组进行，选择的个案必须是现住院患者。

4.3.4　查房周期

专科护士联合查房按计划进行，常规安排在每月第四周周二15:30进行，特殊情况应向护理部请示。

4.3.5　查房程序

小组组长至少提前1天将要讨论的个案PPT通过医院OA系统发送护理部和各位专科护士。查房当天，由管床护士进行病例汇报，并提出讨论重点。现场查看患者，由管床护士进行专科体查与评估，专家组补充体查。各位专科护士进行点评指导，护理部主任进行总结与点评。查房后由责任护士将讨论意见汇总，落实护理措施，持续跟进患者转归情况，评价实施效果，并完善案例汇报资料，于患者出院后经OA系统发送至护理部。

4.4　多学科护理会诊

4.4.1　会诊对象

病例需满足以下条件之一：如治疗不佳或疗效不满意的疑难病例、新开展的大手术、出现并发症大于或等于3个专业学科的病例、出现严重并发症的病例或其他临床科室护士长认为有必要进行护理MDT会诊的病例。

4.4.2　会诊申请

多学科护理会诊由病区护士长或专科护士提出申请，申请科室必须至少提前一天向护理部提交申请及拟讨论的病例资料，经护理部审核同意后将会诊申请单及病例资料发送至有关科室或会诊专家，同时将参与讨论专家名单反馈给申请科室。

4.4.3 会诊人员

原则上应具备专科护士、副主任护师以上职称或护士长资格职务。特殊情况下，由护理部主任指派人员参加会诊，各级各类人员必须积极配合，不得以任何理由和借口推诿。

4.4.4 会诊由病区护士长、副护士长或专科护士主持，必要时由护理部主任或科护士长主持。

4.4.5 由申请科室管床责任护士负责介绍及解答有关病情、诊断、治疗护理等方面的问题，组长、护士长或专科护士补充。参加人员对病情、护理问题、措施及成效等进行充分的讨论，并提出会诊意见和建议。

4.4.6 会诊结束时由护理部主任进行总结与点评。

4.4.7 会诊结束后会诊专家在护理工作系统上接收并填写会诊意见。

4.4.8 多学科护理会诊后由责任护士及时汇总讨论意见并书写《多学科护理（MDT）病例讨论意见书》，参与专家签名后分别由申请科室和护理部保存。责任护士落实护理措施，持续跟进患者转归情况，评价实施效果，并完善案例资料，于患者出院后经OA系统发至护理部。

4.4.9 多学科护理（MDT）会诊方案的确定必须依据国内最新诊疗指南或专家共识意见，如未涉及的内容，可参照国外最新指南或专家共识意见。

5 参考资料

5.1 《广东省护理管理工作规范（第4版）》

6 附件

6.1 多学科联合查房流程图（图6-2-1）

作业流程	标准/说明
确定查房对象 查房前准备	1. 多学科联合查房对象：涉及2个及以上专科的复杂、疑难、跨学科及跨专业的病例、护理新知识新技术、护理效果不佳或出现严重并发症的病例。 2. 查房前准备 2.1 用物准备：查房车、病历本、听诊器、血压计、体温计、手电筒、手消毒剂等物品。 2.2 患者准备：告知患者与家属查房目的取其配合，限制陪护，保持环境安静。 2.3 查房护士准备：熟悉病情、查阅相关文献资料。

图6-2-1 多学科联合查房流程图

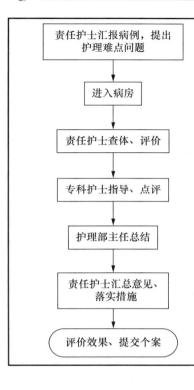

3. 汇报病情
3.1 责任护士汇报患者病情、目前存在的护理问题及采取的护理措施及护理效果，提出护理难点问题。
3.2 护理组长查看病历资料，汇报阳性体征，补充责任护士未汇报的病情及护理措施。
4. 进入病房
4.1 进入顺序：责任护士推着房车在前，主查专科护士、其他护士、实习生依次进入。
4.2 站位要求：主查者站在患者右侧近床头，责任护士携带护理记录等站在主查者后面，其余人员按职务、职称、资历顺序站在病床左侧，实习护士及进修护士站于床尾。
5. 查房指导
5.1 主查专科护士对责任护士、护理组长仍未解决的问题予以分析解答，根据患者情况和护理问题提出指导意见，分享前沿性知识。
5.2 护理部主任对查房过程进行综合评价、总结。
6. 记录
6.1 责任护士汇总查房意见并客观记录在护理记录单上，注明"×××专科护士查房指示"字样。记录内容要求客观、真实、准确、简明扼要。护士长或专科护士审阅签名。
6.2 查房后由责任护士落实护理措施，持续跟进患者转归情况，评价实施效果，并完善案例汇报PPT，患者出院后个案经OA系统发至护理部。
7. 跟踪评价：上级护士跟进执行情况，评价效果

图 6-2-1　（续）

6.2　多学科护理（MDT）会诊流程图（图 6-2-2）

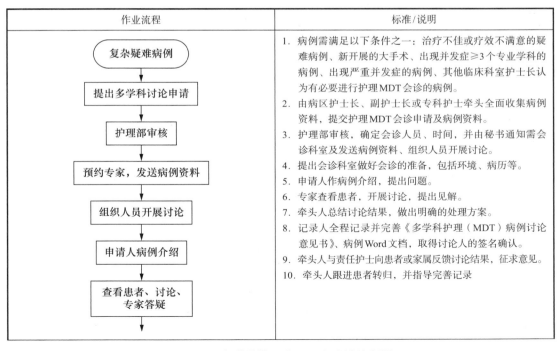

作业流程	标准/说明
	1. 病例需满足以下条件之一：治疗不佳或疗效不满意的疑难病例、新开展的大手术、出现并发症≥3个专业学科的病例、出现严重并发症的病例、其他临床科室护士长认为有必要进行护理MDT会诊的病例。
	2. 由病区护士长、副护士长或专科护士牵头全面收集病例资料，提交护理MDT会诊申请及病例资料。
	3. 护理部审核，确定会诊人员、时间，并由秘书通知需会诊科室及发送病例资料、组织人员开展讨论。
	4. 提出会诊科室做好会诊的准备，包括环境、病历等。
	5. 申请人作病例介绍，提出问题。
	6. 专家查看患者，开展讨论，提出见解。
	7. 牵头人总结讨论结果，做出明确的处理方案。
	8. 记录人全程记录并完善《多学科护理（MDT）病例讨论意见书》、病例Word文档，取得讨论人的签名确认。
	9. 牵头人与责任护士向患者或家属反馈讨论结果，征求意见。
	10. 牵头人跟进患者转归，并指导完善记录

图 6-2-2　多学科护理（MDT）会诊流程图

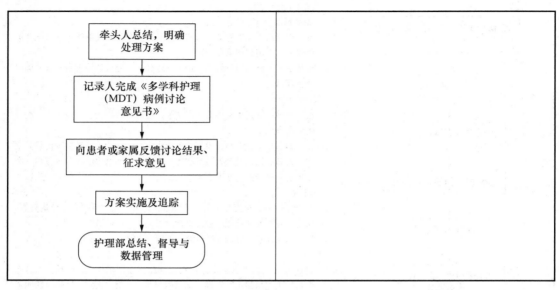

图 6-2-2 （续）

6.3 护理会诊申请表（表6-2-1）

表 6-2-1 护理会诊申请表

姓名：×××	科室：××××	会诊类型： □需要护理部安排 □不需要护理部安排
请何护理小组：×××护理专科	请何人会诊：×××	
病情摘要：		
会诊目的： 申请日期： 申请人：		
会诊意见： 会诊人： 日期：		

6.4　多学科护理（MDT）病例资料摘要表（表6-2-2）

表6-2-2　多学科护理（MDT）病例资料摘要表

一、病例资料

（一）基本信息：××床，××，男，××岁，住院号：××××

现病史（主诉、入院时间、生命体征、临床症状、诊断）：

入院诊断：

（二）治疗方案

（三）既往史（病史、用药史、过敏史、治疗经过）：

治疗经过：

（四）辅助检查

（五）检验报告结果如下：

（六）目前护理措施

（七）会诊目的和要求：

（八）拟邀请的护理专科：

（九）参加会诊时间：××××年××月××日××时××分

邀请者：×××科××

××××年××月××日

6.5　多学科护理（MDT）病例讨论意见书（表6-2-3）

表6-2-3　多学科护理（MDT）病例讨论意见书

科室		住院号		床号		姓名年龄		姓名	
诊断									
护理多学科（MDT）讨论意见									
最终意见									
专家签名									

诊疗时间		诊疗地点		记录人	
牵头人 签名				护理部负 责人签名	

三、医护联合查房制度

1 目的

全面了解和跟进患者的治疗方案和治疗效果，医护共同解决患者的临床问题，同时提高责任护士专业内涵。

2 通用范围

全院护理单元。

3 内容

3.1 查房人员

3.1.1 医护大查房

科主任、护士长、主管医师、护理组长、责任护士、实习生参加。

3.1.2 常规医护查房

主管医师、护理组长、责任护士、实习生参加。

3.2 查房时间

医护大查房每周至少一次，常规医护查房每天一次（根据科室实际情况安排具体时间）。

3.3 查房对象

责任护士分管的患者，重点跟进新入院、危重患者、抢救患者、大手术前后或有特殊检查处理、有行为异常、自杀倾向的患者。

3.4　查房内容

检查、评估患者病情，跟进各项检查结果及医疗、护理计划执行情况，了解经济问题及社会关系等。

3.5　查房流程

3.5.1　责任护士汇报病情（SBAR模式）。

3.5.2　协助医生对患者进行体查。

3.5.3　听取医师对诊疗护理的意见。

3.5.4　护士提出现存的护理难点问题和对病情、治疗方案的疑问，由查房医师一一给予解答。

3.5.5　根据查房医师提出的问题修订护理计划，落实治疗护理措施，并做好相应记录。

3.5.6　对急危重、抢救、大手术前后或有特殊检查处理、有行为异常、自杀倾向等重点跟进患者需记录在医护联合查房记录本。

4　参考资料

4.1　《广东省护理管理工作规范（第4版）》

4.2　《关于印发进一步改善医疗服务行动计划的通知》（国卫医发〔2015〕2号）

5　附件

5.1　医护联合查房记录（表6-3-1）

表6-3-1　医护联合查房记录表

科室		查房时间		年　月　日　时　分
主持人		记录人		
管床医生		管床护士		
参加人员	医生： 护士：			

续表

患者姓名		性别		年龄		入院时间	
住 院 号		床号		住院诊断			
责任护士 汇报病情 （SBAR）							
医师查体							
查房意见							
措施执行情况							
效果评价							

查房相片：

四、专科护士管理规定

1 目的

　　加强专科护士队伍建设，规范专科护士培养与使用管理，明确其准入条件、岗位职责及岗位待遇等。

2 通用范围

　　全院护理单元。

3 内容

3.1 专科护士的培养

3.1.1 院内培养

3.1.1.1 培训对象及条件

临床一线护士，护师以上专业技术职称，护理专业大专以上学历，有5年临床护理工作经验，在相应专科工作3年以上的注册护士。

3.1.1.2 师资

均为获得省级专科护士培训证书，并通过医院准入聘任的专科护士担任导师。

3.1.1.3 为了保障培训质量，每届每个专科限招1～5人或每位导师招收1～2名学员。

3.1.1.4 课程设置

培训内容包括理论学习及临床实践两部分，其中理论授课约50～60学时，临床实践100～120学时，临床实践由导师采用师带徒的方式在相应的临床科室内完成，具体培训课时见各个专科培训大纲。

3.1.1.5 颁发证书

学员完成全部课程，并通过考试考核和评估合格者，将获得医院专科护理发展委员会颁发相应专科护士培训证书。

3.1.2 院外培养

3.1.2.1 培训对象及条件

临床一线护士，全日制护理本科以上学历以及表现优秀第一学历为大专者，主管护师以上专业技术职称，有5年临床护理工作经验，在相应专科工作3年以上的注册护士。具有专科护士前期培训的基础，必须承担本专科联络员或护理专科组长一年以上，通过院内专科护士培训者优先（由专科护理小组推荐）。具备较全面的专科理论、专科技能、应急处理与抢救能力；具备良好的人际沟通及高级临床护理实践能力，独立解决临床疑难问题的能力，医学与护理知识应用能力，教育和科研创新能力。

3.1.2.2 一票否决

近3年星级考评被降一颗星以上。

3.1.2.3 培养人数

根据护理部规划的各专科领域培养人数而定。所有满足以上四项条件的申报者，必须通过竞选，择优选定。

3.1.2.4 培养机构

省级以上卫生行政主管部门组织或委托的专科护士培训机构，并具有专科护士资格认证的资质。

3.1.3   申报流程

3.1.3.1   符合以上条件者，本人自愿提出书面申请。

3.1.3.2   护士长、科室主任推荐。

3.1.3.3   护理部专科护理发展委员会议讨论通过。

3.1.3.4   院外培养由本人签订外出进修学习协议书。

3.2   专科护士的准入

医院根据本院的专科护理发展及临床需求设置专科护士岗位，原则上一个医疗或护理单元只设置一个专科护士，采用公开竞聘形式，符合条件者予准入上岗。

3.2.1   专科护士准入条件

3.2.1.1   获得院外/内专科护士培训证书后在本专科领域从事高级临床护理实践一年以上。

3.2.1.2   每年的专科护士核心能力评价≥80分。

3.2.1.3   完成专科个案护理≥3例。

3.2.1.4   要求撰写论文（含综述）≥1篇，发表或学术大会宣读或医院交流。

3.2.1.5   主持科研立项/发明专利≥1项/两年。

3.2.2   竞聘办法

3.2.2.1   成立专科护士竞聘管理小组，主管院长担任组长，组员由护理部、医务部、医疗质量科、医院感染管理科及专科护理发展委员会核心成员组成。

3.2.2.2   制定专职专科护士公开竞聘方案，按照全院公布—自主报名—资质及资料审核—演讲答辩—综合评价，层层筛选，考核合格者予以聘任。

3.2.3   竞聘流程

3.2.3.1   公布专科护士竞聘的时间、要求。

3.2.3.2   符合条件者，本人自愿提出书面申请，填写《专科护士任职审批表》，交护士长、科室主任审核同意后提交护理部。

3.2.3.3   专科护士公开竞聘小组成员审核资质及资料。

3.2.3.4   召开竞聘大会：演讲5分钟，答辩5分钟。

3.2.3.5   综合考核：汇总各项考核成绩综合评价。

3.2.3.6   竞聘合格名单在医院内网公示7天。

3.2.3.7   颁发聘书。

3.2.4   聘任

3.2.4.1   专科护士实行岗位聘任制，通过竞聘考核合格者予以聘任，聘期为2年，聘期满后重新考核聘任。

3.2.4.2   岗位津贴

医院补助300元/月，所在科室在绩效奖金二次分配时补助300元/月（根据专科护士的月工作业绩考评计发，300元封顶）。

3.3　专科护士的岗位职责

3.3.1　加入护理部领导的专科护理发展委员会，参加相应专科护理小组的工作，并履行相应的职责。

3.3.2　参与科室正常排班，担任高级责任护士或专科组长职责，直接分管本专业的危重患者，为患者和家属提供专业化的健康照顾。

3.3.3　领导专科护理团队，并在日常工作中贯彻团队的核心价值观及目标，建立一个有助患者痊愈或康复的环境和团队文化氛围。与患者建立伙伴关系，在他们患病及康复的过程中促进其身心健康。根据患者的病情需要与其他专业团队合作，敢于创新，致力于重整工序以提高效率和成效。

3.3.4　参加医疗查房，参与危重症病例、疑难病例讨论，对患者护理进行评估、计划、实施和评价。组织院内专科护理查房和护理会诊，实施循证护理和专责护理，解决护理疑难问题，对复杂的临床个案做全面跟进，对临床实践进行指导并提供建议。

3.3.5　及时跟进本护理学科发展的前沿动态，掌握本专科新知识、新技术，组织专科护理继续教育项目或参加专科学术会，每季度参加由护理部组织的全院专科护士学术沙龙、疑难病例讨论、经典案例学习等。

3.3.6　根据本专科发展的需要，确定本专科工作和研究方向；积极开展护理新业务、新技术及新方法，促进护理新技术的应用与推广，研发并申请专利。

3.3.7　开展循证护理，建立本专科护理工作标准、指引、流程、制度、护理质量评价标准及紧急应变工作计划。

3.3.8　与不同医疗专科合作，推行质量持续改善的策略并实施评价，确保本专科护理质量。每季度统计分析及评价本专科护理质量指标，针对存在问题，提出持续改进的建议并牵头落实。

3.3.9　培养专业护士，协助制定和实施医院专业人才培养计划，主持或协助完成专科护士的临床实践带教工作。

3.3.10　每年制订专科工作计划及进行工作总结，按专科护士工作量化指标、专科护理质量指标及《专科护士核心能力评价》等要求完成任务。

3.4　专科护士的管理

3.4.1　专科护士在护理部及护士长的领导下开展工作，参与医院及科室专业发展的相关管理。

3.4.2　专科护士立足于本专科面向全院，要求在所学专业的相关科室工作，不可转变专业。

3.4.3　护士长根据其工作计划给予支持，每周安排0.5～1天专门从事专科工作，如专科查房、专科培训及专科技术指导、问卷调查等。

3.4.4　每年按要求完成专科护士工作量化评价表；每年向专科护理发展委员会进行年终述职。

3.4.5　每年对专科护士进行评价一次，专科护士核心能力评价＜80分或星级考评降至无星者，停止岗位聘任，一年后才能参加公开竞聘。

3.5 附则

本规定自发布之日起执行，原下发的有关文件与本规定不一致的，以本规定为准。本规定由护理部负责解释。

4 参考资料

4.1　《广东省护理管理工作规范（第4版）》

5 附件

5.1　专科护士核心能力评价表（表6-4-1）

表6-4-1 专科护士核心能力评价表

专科护士姓名：　　　　　　专科：　　　　　　评价人：　　　　　　评价日期：

评价项目	评价内容	评分				得分
		优	良	中	差	
高级临床实践能力（45%）	在本专科领域担任高责护士（≥125天/年）	5	4	3	2	
	直接分管本专业复杂疑难、危重患者（≥8例/年）	5	4	3	2	
	组织或主持专科护理查房/疑难病例讨论（≥1次/月）	5	3	2	0	
	护理会诊（≥4次/年）	4	3	2	1-0	
	解决本专业复杂疑难护理问题（≥3次/年）	5	4	3	1-0	
	完成个案护理（≥3例/年）	9	6	3	0	
	组织或参与专科健康教育讲座（≥1次/季度）	3	2	1	0	
	组织/参与公益科普义诊活动（≥1次/年）	3	2	1	0	
	参加专科护理门诊出诊服务或延续性护理服务（≥1次/月）	6	4	2	1-0	
专业发展能力（25%）	专科带教（≥5人/年）	3	2	1	0	
	院内专科授课（≥2次/年）	3	2	1	0	
	参加市级以上继续教育项目授课或学术会议授课（≥1次/年）	3	2	1	0	
	接受省级以上本专业领域的继续教育（≥1次/年）	3	2	1	0	
	应用与推广护理新成果、新技术、新理论、新方法（≥1项/年）	5	4	3	1-0	
	发表论文/参编著作（≥1篇/两年）	4	3	2	1-0	
	主持科研立项/发明专利（≥1项/两年）	4	3	2	1-0	

续表

评价项目	评价内容	评分				得分
		优	良	中	差	
管理能力（20%）	制定和修订本专科护理工作标准、指引、流程、护理质量评价标准及紧急应变工作计划（1次/年）	5	4	2	1-0	
	组织/参与专科护理小组活动（≥1次/年）	3	2	1	0	
	参与专科护理质量检查与分析（1次/季度）	3	2	1	0	
	对安全隐患和低效的工作程序有一定的识别能力，提出建设性意见被采纳（1次/季度）	3	2	1	0	
	与多学科合作，促进本专科护理质量发展（≥1次/年）	3	2	1	0	
	参与专科护理质量改善项目管理（≥1项/年）	3	3	1	0	
人文素养（10%）	履行法律责任和专业操守，遵循医学伦理学原则	3	2	1	0	
	贯彻团队的核心价值观及目标，建立一个有助患者痊愈或康复的环境和团队文化	3	2	1	0	
	具有专业道德责任及敬业精神，能为患者和家属提供情感支持	2	1	0	0	
	维护患者权益，保护患者隐私，增强护理专业公信力	2	1	0	0	
		100	合计得分			

总体评价：≥90分为优秀，80～89分为合格，＜80分为不合格。

5.2 专科护士聘任审批表（表6-4-2）

表6-4-2 专科护士聘任审批表

姓名		性别		出生年月	
政治面貌		第一学历		最高学历	
参加工作时间		职称		取得专科护士培训证书时间	
专科领域		聘任岗位			
个人简历					
工作业绩				申请人：　　　年　　月　　日	
科室鉴定意见				（签名）　　　年　　月　　日	
专科护理发展委员会鉴定意见				（签名）　　　年　　月　　日	
主管职能部门鉴定意见				（签名）　　　年　　月　　日	
分管领导意见				（签名）　　　年　　月　　日	

5.3 专科护士工作量评价表（表6-4-3）

表6-4-3 专科护士工作量评价表

姓名：　　　　　　　　　　　　专业：　　　　　　　　　　　　所在科室：

	评价指标	评价要求	1月	2月	3月	4月	5月	6月	7月	8月	9月	10月	11月	12月
月度评价指标	高责护士时间	≥15天/月												
	专科护理查房	≥4次/月												
	疑难病例讨论	≥1次/月												
	延续服务/护理门诊	≥1次/月												
	健康教育讲座	≥1次/月												
	专科护理技术（吞咽功能评估、肢体功能锻炼、肠道/膀胱功能训练等）	≥10次/月												
	专科带教	≥10天/月												
	分管本专科危重老年患者	≥1人/月												
年度评价指标	护理会诊	≥4次/年												
	解决专业疑难问题	≥3次/年												
	提出建设性意见	≥4次/年												
	专科护理质量分析	≥4次/年												
	院内专科授课	≥2次/年												
	市级以上学术授课	≥1次/年												
	义诊活动	≥1次/年												
	参与项目管理	≥1次/年												
	参与多学科合作活动	≥1次/年												
	星级考评	三星以上												
	立项、论文、专利、新技术													
每月考评结果														
护士长签名														

注：1. 专科护士根据每月工作情况，填写实际工作量，并在护理人力资源系统填写专科护士具体工作记录。

2. 护士长每月进行考评，考评结果等级为：合格、不合格两个等次，月度评价指标有6项（80%项目数）以上达标者评为合格，科室每月发放300元专科护士津贴。

3. 年度评价指标年终进行评价，与年度考核挂钩。

五、护理专科门诊管理规定

1　目的

规范护理专科门诊的管理，保证护理人员的出诊质量，保障患者就诊安全及疗效。

2　通用范围

护理专科门诊。

3　内容

3.1　出诊人员资质要求

3.1.1　大专以上学历，专科工作8年及以上，临床经验丰富。

3.1.2　符合以下条件之一者：

3.1.2.1　副主任护师以上职称。

3.1.2.2　省级以上专科护士。

3.1.2.3　取得相关资质证书（如导管护理门诊取得中心静脉导管维护资质，中医护理门诊必须取得省级中医特色护理技术资质认证）。

3.1.3　通过相应出诊护士综合能力考核。

3.1.4　能按照服务规范，具有发展专科护理，乐于为患者服务并有承担专科护理责任的热忱和信念。

3.1.5　能熟练应用本专业的基础理论，具有较系统的专业技能，能独立处理专科护理问题和较复杂的护理疑难问题，并达到良好的结局。

3.1.6　熟悉门诊相关管理制度及伦理要求，并能按照制度及要求出诊。

3.1.7　具备良好的沟通能力、应急处理协调能力，具有高度的责任心，满足岗位要求。

3.2　护理专科门诊出诊申请流程

3.2.1　符合护理出诊人员资质要求的护士提出出诊申请，填写《护理人员出诊申请表》。

3.2.2　出诊人员逐级向科室护士长、科室主任、科护士长、专科护理发展委员会审批同意，再递交护理部审批备案。

3.3 护理专科门诊出诊监管办法

3.3.1 基础管理

3.3.1.1 严格执行医院的门诊工作制度和各护理专科门诊工作制度，遵守劳动纪律，按时开诊，在岗在位，不早退，严格管理。

3.3.1.2 履行出诊规定，在不影响工作的前提下，在工作时间内出诊频率不超过2次/周。

3.3.2 质量管理

3.3.2.1 严格执行首诊负责制，接诊患者认真负责，确保护理门诊质量，按规范完成门诊电子病历。

3.3.2.2 首诊患者，必须为近三个月内在本院有明确诊断的患者，对三次以上复诊护理疗效不佳或未能确诊的患者应及时请专科医师协助诊治。

3.3.2.3 严格执行省市公医、医保、新处方管理的有关规定，实施各种诊疗项目要自觉遵守法律法规、诊疗技术规范和护理技术操作规程，实现质量的可持续改进和提高。

3.3.2.4 护理出诊人员具备其专业范围内的非药物（包括治疗类、耗材类等）处方权，严格在本护理专科门诊的服务范畴内开展工作。

3.3.3 安全管理

3.3.3.1 认真执行医院感染管理有关的制度和要求，护理操作严格执行消毒隔离制度，防止交叉感染和院内感染。

3.3.3.2 严格执行各项操作规程，对日常运行管理与开展工作过程中的风险因素进行充分评估、分析并实施有效防范措施，保证诊疗安全，严防差错发生。

3.3.4 服务管理

3.3.4.1 出诊人员严格遵循护理服务规章制度，牢固树立以患者为中心的服务理念，在出诊过程中发生严重投诉或不良事件的，将被撤销出诊资格。

3.3.4.2 加强护患沟通，尊重患者的选择权和知情权，充分考虑患者的经济承受能力，合理处理，努力为患者提供优质的护理服务、最佳的诊疗方案、合理的费用。

3.3.5 监督与管理

3.3.5.1 为提高公信力，出诊护理人员不得随意停诊，因特殊原因（产假、病假、进修、会议等）确需停诊者，必须至少提前8天申请停诊，并征得专科护理发展委员会和护理部的同意。

3.3.5.2 出诊护士应根据各自护理门诊的实际情况，实现护理门诊量逐年上升，护理部定期对各护理门诊情况进行监督检查，对缺乏诊疗特色、工作量少的人员/门诊，将重新审核出诊资质，医院视其具体情况撤销门诊或做其他调整。

3.3.5.3 开设新的护理门诊需按医院有关规范向专科护理发展委员会、护理部申报审批。

4 参考资料

4.1 《广东省临床管理工作规范（第4版）》

5 附件

5.1 护理人员出诊申请表（表6-5-1）

表6-5-1 护理人员出诊申请表

科室：

姓名		性别		工号	
工作年限		学历		联系电话	
专科年限		职称		职务	
专科护士	□国家级	□省级		□院级	□其他
相关资格认证	□中心静脉导管维护证 □中医技术资质证		□造口治疗师证 □其他		

能力介绍：

处方权限	□治疗类	□耗材类		□其他	
出诊名称		出诊时间		出诊地点	
服务内容					
科室意见	护士长意见： 签名： 年 月 日 主任意见： 签名： 年 月 日				
科护士长意见	意见： 签名： 年 月 日				
专科护理发展委员会意见	意见： 签名： 年 月 日				
护理部意见	意见： 签名： 年 月 日				

说明：1. 出诊申请在人力资源管理系统进行逐级申请、审批。
　　　2. 新开门诊的护理人员需要通过医院OA系统向护理部提交电子版的出诊人员基础数据收集表、个人简介、照片。

5.2 护理专科门诊申请流程图（图6-5-1）

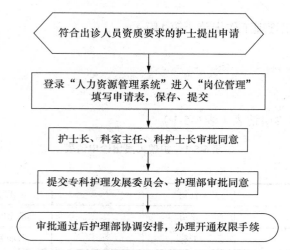

图6-5-1 护理专科门诊申请流程图

5.3 护理专科门诊服务范畴（表6-5-2）

表6-5-2 护理专科门诊服务范畴

护理门诊	服务范畴
静脉导管门诊	对有门诊需求的留置中心静脉导管患者实施专科护理，包括： 1. 中心静脉导管（经外周静脉中心静脉导管［PICC］、输液港）维护及PICC置管 2. PICC置管后常见并发症处理：过敏性皮炎等 3. PICC拔管 4. 静脉导管带管患者的健康教育 5. 特殊静脉导管带管患者出院后上门随访
老年护理门诊	对有门诊需求的所有老年患者实施老年专科护理，包括： 1. 居家生活护理指导 2. 居家肢体功能锻炼 3. 吞咽功能训练 4. 睡眠障碍管理 5. 老年人二便管理 6. 老年人慢性用药安全管理 7. 认知障碍管理 8. 老年人防意外发生等 9. 留置管道护理 10. 老年患者及陪护者健康教育 11. 老年患者出院后上门随访
泌尿外科护理门诊	1. 需要泌尿外科专科护士介入的院内外护理会诊 2. 泌尿外科门诊患者留置管道评估、护理及健康指导 3. 尿失禁评估及健康管理，非手术干预措施指导 4. 膀胱残余尿测定技术 5. 间歇性导尿护理技术 6. 泌尿造口管理及泌尿造口并发症处理 7. 膀胱灌注规范化管理 8. 膀胱癌、前列腺癌患者健康评估及健康管理

续表

护理门诊	服务范畴
卒中护理门诊	有门诊需求的所有卒中患者实施专科护理，包括： 1. 生活护理指导 2. 肢体功能锻炼 3. 吞咽功能训练 4. 言语功能训练 5. 压疮预防与护理 6. 睡眠障碍管理 7. 用药安全管理 8. 认知障碍管理 9. 防意外发生等 10. 留置管道护理
糖尿病护理门诊	对有门诊需求的所有糖尿病患者实施专科护理，包括： 1. 指尖血糖监测及技术指导 2. 动态血糖监测技术指导 3. 胰岛素注射技术指导 4. 胰岛素泵置泵技术与维护指导 5. 糖尿病相关试验及标本收集指导 6. 红光、红外线照射疗法 7. 糖尿病饮食、运动、用药和自我监测的健康教育 8. 预防糖尿病相关并发症的健康教育 9. 下肢血管及神经病变筛查技术指导 10. 糖尿病患者出院后上门随访
伤口/造口门诊	1. 处理各种伤口 1.1 慢性伤口： 1.1.1 长期卧床及其他各种原因引起的压疮 1.1.2 糖尿溃疡：糖尿病性皮肤感染及糖尿病足 1.1.3 血管性溃疡：动脉溃疡及静脉性溃疡 1.1.4 其他慢性感染性伤口：如术后伤口感染 1.2 急性伤口：如烧伤烫伤、擦伤及其他创伤伤口 1.3 其他伤口：肿瘤伤口及放射线治疗引起的皮肤坏死 2. 指导患者自我护理造口，造口术后复诊、健康教育；造口及造口周围并发症的预防及处理；造口用品的使用与选择；造口人士及家属的心理咨询等 3. 为大小便失禁患者提供咨询，选择失禁用品和指导其使用方法
助产士门诊	1. 提供妊娠期保健知识及营养指导 2. 孕产妇的心理辅导，制定分娩计划 3. 分娩技巧指导及产后康复护理指导 4. 围生期母乳喂养指导与新生儿护理指导 5. 发现异常情况，及时转诊给产科医生或其他专科医生
中医护理门诊	对慢性病和亚健康采用中医特色疗法进行干预治疗，包括： 1. 艾灸、督脉灸 2. 平衡罐 3. 火龙罐 4. 耳穴压豆 5. 穴位贴敷 6. 雷火灸 7. 耳尖放血 8. 中药热熨敷、温通刮痧等

六、中医护理专科门诊工作制度

1 目的

规范中医护理专科门诊管理。

2 通用范围

中医护理专科门诊。

3 内容

3.1　中医护理门诊在院领导、护理部的领导下和科主任的指导下开展工作，严格执行医院的各项规章制度，坚守岗位，明确职责。

3.2　门诊护士必须经过护理出诊人员资质审核才能上岗，在中医护理门诊的服务范畴内开展工作。

3.3　严格执行各项操作规程，对日常运行管理与开展工作过程中的风险因素进行充分评估、分析并实施有效防范措施，保证诊疗安全，严防差错发生。

3.4　认真执行医院感染管理有关的制度和要求，护理操作严格执行消毒隔离制度，防止交叉感染和院内感染。

3.5　按时到岗，检查整理诊室，备齐各类用物并按固定位置摆放，做好开诊前准备工作。

3.6　保持室内清洁、整齐，避免人多嘈杂，热情接待患者，详细询问病史，仔细评估患者对应做出合理的处理方案，认真完成门诊电子病历。

3.7　操作前向患者做好解释工作，说明目的、方法、时间、注意事项。治疗中细心观察，发现异常及时处理，若发生差错事故应立即向上级汇报，妥善处理，并认真记录。

3.8　进修人员或学员，必须在老师指导下进行，不得独立操作。

3.9　做好物资登记、清点、补充和交接。每日下班前整理诊室用品，搞好卫生，处理垃圾，做好室内紫外线消毒并登记。

4 参考资料

4.1　《广东省护理管理工作规范（第4版）》

七、助产士门诊工作制度

1　目的

规范助产士门诊管理。

2　通用范围

助产士门诊。

3　内容

3.1　助产士门诊在院领导、护理部的领导下和科主任的指导下开展工作，严格执行医院的各项规章制度，坚守岗位，明确职责。

3.2　门诊护士必须经过护理出诊人员资质审核才能上岗，在助产士门诊的服务范畴内开展工作。

3.3　孕28周以上的正常（低危）孕妇，应由医师门诊直接转诊到助产士门诊，门诊护士及时进行孕产妇高危识别，做好与医师之间的转诊，发现孕妇有高危因素应及时直接转诊到医师门诊。

3.4　辅助检查申请单可在医师指导下填写，检查结果的临床处理应由医师承担。

3.5　认真执行医院感染管理有关的制度和要求，护理操作严格执行消毒隔离制度，防止交叉感染和院内感染。

3.6　保持室内清洁、整齐，做到一人一室，避免人多嘈杂，对孕产妇热心、耐心、细心、关心。

3.7　认真完成门诊电子病历。

3.8　做好物资登记、清点、补充和交接。每日下班前，整理诊室用品，搞好卫生，处理垃圾，做好室内紫外线消毒并登记。

4　参考资料

4.1　《广东省助产士门诊技术服务指南（试行）》

八、卒中护理专科门诊工作制度

1 目的

规范卒中护理专科门诊管理。

2 通用范围

卒中护理专科门诊。

3 内容

3.1 卒中护理专科门诊在院领导、护理部的领导下和神经内科主任的指导下开展工作，严格执行医院的各项规章制度，坚守岗位，明确职责。

3.2 门诊护士必须经过护理出诊人员资质审核才能上岗，在卒中护理门诊的服务范畴内开展工作。

3.3 严格执行各项操作规程，对日常运行管理与开展工作过程中的风险因素进行充分评估、分析并实施有效防范措施，保证诊疗安全，严防差错发生。

3.4 认真执行医院感染管理有关的制度和要求，护理操作严格执行消毒隔离制度，防止交叉感染和院内感染。

3.5 保持室内清洁、整齐，做到一人一室，避免人多嘈杂，对患者热心、耐心、细心、关心。

3.6 认真完成门诊电子病历。

3.7 做好物资登记、清点、补充和交接。每日下班前，整理诊室用品，搞好卫生，处理垃圾，做好室内紫外线消毒并登记。

4 参考资料

4.1 《广东省护理管理工作规范（第4版）》

九、静脉导管护理专科门诊工作制度

1　目的

规范静脉导管护理专科门诊管理。

2　通用范围

静脉导管护理专科门诊。

3　内容

3.1　静脉导管护理专科门诊在院领导、护理部的领导下和科主任的指导下开展工作，严格执行医院的各项规章制度，坚守岗位，明确职责。

3.2　门诊护士必须经过护理出诊人员资质审核才能上岗，负责门诊患者的外周静脉植入的中心静脉导管（Peripherally Inserted Central Catheter，PICC）、输液港维护及教育工作。

3.3　严格执行各项操作规程，对日常运行管理与开展工作过程中的风险因素进行充分评估、分析并实施有效防范措施，保证诊疗安全，严防差错发生。

3.4　认真执行医院感染管理有关的制度和要求，护理操作严格执行消毒隔离制度，防止交叉感染和院内感染。

3.5　完成患者门诊维护手册及门诊电子病历。

3.6　室内环境保持清洁、整齐，做到一人一室，避免人多嘈杂，对患者热心、耐心、细心、关心。

3.7　每日下班前，整理诊室用品，搞好卫生，处理垃圾。做好室内紫外线消毒并登记。

4　参考资料

4.1　《广东省护理管理工作规范（第4版）》

十、老年护理专科门诊工作制度

1 目的

规范老年护理专科门诊管理。

2 通用范围

老年护理专科门诊。

3 内容

3.1   老年护理专科门诊在院领导、护理部的领导下和科主任的指导下开展工作，严格执行医院的各项规章制度，坚守岗位，明确职责。

3.2   门诊护士必须经过护理出诊人员资质审核才能上岗，在老年护理专科门诊的服务范畴内开展工作。

3.3   严格执行各项操作规程，对日常运行管理与开展工作过程中的风险因素进行充分评估、分析并实施有效防范措施，保证诊疗安全，严防差错发生。

3.4   认真执行医院感染管理有关的制度和要求，护理操作严格执行消毒隔离制度，防止交叉感染和院内感染。

3.5   保持室内清洁、整齐，做到一人一室，避免人多嘈杂，对患者热心、耐心、细心、关心。

3.6   认真完成门诊电子病历。

3.7   做好物资登记、清点、补充和交接。每日下班前整理诊室用品，搞好卫生，处理垃圾，做好室内紫外线消毒并登记。

4 参考资料

4.1   《广东省护理管理工作规范（第4版）》

十一、泌尿外科护理专科门诊工作制度

1 目的

规范泌尿外科护理专科门诊管理。

2 通用范围

泌尿外科护理专科门诊。

3 内容

3.1　泌尿外科护理专科门诊在院领导、护理部的领导下和泌尿外科主任的指导下开展工作，严格执行医院的各项规章制度，坚守岗位，明确职责。

3.2　门诊护士必须经过护理出诊人员资质审核才能上岗，在泌尿外科护理专科门诊的服务范畴内开展工作。

3.3　严格执行各项操作规程，对日常运行管理与开展工作过程中的风险因素进行充分评估、分析并实施有效防范措施，保证诊疗安全，严防差错发生。

3.4　认真执行医院感染管理有关的制度和要求，护理操作严格执行消毒隔离制度，防止交叉感染和院内感染。

3.5　保持室内清洁、整齐，做到一人一室，避免人多嘈杂，对患者热心、耐心、细心、关心。

3.6　认真完成门诊电子病历。

3.7　做好物资登记、清点、补充和交接。每日下班前，整理诊室用品，搞好卫生，处理垃圾，做好室内紫外线消毒并登记。

4 参考资料

4.1　《广东省护理管理工作规范（第4版）》

十二、糖尿病护理专科门诊工作制度

1　目的

规范糖尿病护理专科门诊管理。

2　通用范围

糖尿病护理专科门诊。

3　内容

3.1　糖尿病护理专科门诊在院领导、护理部的领导下和内分泌科主任的指导下开展工作，严格执行医院的各项规章制度，坚守岗位，明确职责。

3.2　门诊护士必须经过护理出诊人员资质审核才能上岗，在糖尿病护理专科门诊的服务范畴内开展工作。

3.3　严格执行各项操作规程，对日常运行管理与开展工作过程中的风险因素进行充分评估、分析并实施有效防范措施，保证诊疗安全，严防差错发生。

3.4　认真执行医院感染管理有关的制度和要求，护理操作严格执行消毒隔离制度，防止交叉感染和院内感染。

3.5　保持室内清洁、整齐，做到一人一室，避免人多嘈杂，对患者热心、耐心、细心、关心。

3.6　认真完成门诊电子病历。

3.7　做好物资登记、清点、补充和交接。每日下班前，整理诊室用品，搞好卫生，处理垃圾，做好室内紫外线消毒并登记。

4　参考资料

4.1　《广东省护理管理工作规范（第4版）》

十三、造口伤口门诊工作制度

1　目的

规范造口伤口门诊管理。

2　通用范围

造口伤口门诊。

3　内容

3.1　造口伤口门诊在院领导、护理部的领导下和科主任的指导下开展工作，严格执行医院的各项规章制度，坚守岗位，明确职责。

3.2　门诊护士必须经过护理出诊人员资质审核才能上岗，在造口伤口门诊的服务范畴内开展工作。

3.3　严格执行各项操作规程，对日常运行管理与开展工作过程中的风险因素进行充分评估、分析并实施有效防范措施，保证诊疗安全，严防差错发生。

3.4　认真执行医院感染管理有关的制度和要求，护理操作严格执行消毒隔离制度，防止交叉感染和院内感染。

3.5　保持室内清洁、整齐，做到一人一室，避免人多嘈杂，对患者热心、耐心、细心、关心。

3.6　认真完成门诊电子病历。

3.7　做好物资登记、清点、补充和交接。室内固定的器械物品一般情况下需上锁，不得外借，必要时经护士长批准方可，用后及时归还。

3.8　造口伤口门诊的敷料应由患者本人管理，携带敷料前来就诊。

3.9　每日下班前，整理诊室用品，搞好卫生，处理垃圾，做好室内紫外线消毒并登记。

4　参考资料

4.1　《广东省护理管理工作规范（第4版）》

十四、"互联网＋护理服务"出诊护士准入制度

1 目的

规范"互联网＋护理服务"出诊护士的准入管理，保障"互联网＋护理服务"的护理质量。

2 通用范围

"互联网＋护理服务"。

3 内容

3.1 取得护士执业证书，并在本院完成执业准入的护理人员。

3.2 至少具备5年临床护理工作经验。

3.3 具备护师及以上专业技术职称。

3.4 完成相关专业培训内容并考核合格。

3.5 在服务环境（如患者家庭）具备独立服务处理能力，或在远程团队支持下，可独立开展操作技术的能力。

3.6 具有良好的沟通能力及处理突发事件的应急能力。

3.7 无违反相关法律法规及不良执业行为记录。

3.8 符合以上条件的本院护理人员，由本人提出申请，经病区护士长、科护士长及专科护理发展委员会审核准入后，方可独立从事"互联网＋护理服务"出诊护士工作。

4 参考资料

4.1 《国家卫生健康委办公厅关于进一步推进"互联网＋护理服务"试点工作的通知》（国卫办医函〔2020〕985号）

4.2 《国务院办公厅关于促进"互联网＋医疗健康"发展的意见》（国办发〔2018〕26号）

4.3 《广东省开展"互联网＋护理服务"试点工作实施方案》（粤卫函〔2019〕495号）

4.4 《护士条例》

5　附件

5.1　"互联网＋护理服务"出诊护士准入流程图（图6-14-1）

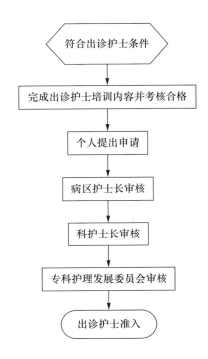

图6-14-1　"互联网＋护理服务"出诊护士准入流程图

5.2　"互联网＋护理服务"出诊护士准入审批表（表6-14-1）

表6-14-1　"互联网＋护理服务"出诊护士准入审批表

申报科室			申报时间		
姓　名		性　别		工号	
工作年限		学历		联系电话	
专科年限		职　称		职务	
服务项目	□管道护理　□母婴护理　□静疗护理　□伤口/造口护理　□压疮护理　□基础护理　□其他				
能力介绍					
			申请人签名：　　　　　年　　月　　日		

续表

科室意见	
	审核人签名：　　　　年　　月　　日
科护士长意见	
	审核人签名：　　　　年　　月　　日
专科护理发展委员会意见	
	审核人签名：　　　　年　　月　　日

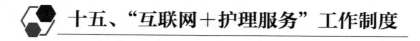

十五、"互联网＋护理服务"工作制度

1 目的

明确"互联网＋护理服务"人员的工作职责，规范出诊护士的服务行为。

2 通用范围

互联网＋护理服务。

3 内容

3.1 成立由医院分管院长、护理部主任、科护士长及各病区护士长组成的"互联网＋护理服务"领导小组，积极协调各有关部门获得相关政策的支持，制订具体的实施方案、管理制度、服务规范和突发应急处置预案等，明确责任部门和人员，统筹协调推进工作，

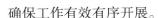

确保工作有效有序开展。

3.2　设"互联网＋护理服务"专科护理小组，包括老年护理、导管护理、伤口/造口护理、母婴护理等专科小组，以组长负责制进行管理。参与制定、完善各项管理制度、服务规范和突发应急处置预案等，规范执行各项工作任务，保证护理服务质量和安全。

3.3　"互联网＋护理服务"依托互联网信息技术平台，以"线上申请、线下服务"的模式，为患者提供居家护理服务。

3.4　"互联网＋护理服务"的项目参照广东省"互联网＋护理服务"项目目录，结合本地区的实际情况，为需求量大、安全有效、医疗风险低、易操作实施的项目。

3.5　"互联网＋护理服务"出诊护士经培训、考核合格，并通过准入审核后方可上岗。

3.6　"互联网＋护理服务"管理人员接到服务订单后，通过查阅病历资料、电话沟通等方式了解服务对象情况，评估护理风险，派单给相应资质护士，首次下单用户必须由两名护士一起出诊，以保障服务对象及护理人员安全。

3.7　护理人员出诊时仪容仪表必须符合医院要求，服务前向服务对象出示工作证件。

3.8　出诊护士严格执行护理常规和各项操作规程。如患者病情出现变化，不宜继续提供当前护理服务时应及时转介患者到医疗机构就诊。

3.9　出诊护士在服务结束后2小时内完善护理服务记录，确保护理服务记录客观、准确、及时、完整。

3.10　居家护理服务产生的医疗废物应按《医疗废物管理条例》分类包装，并将其带回医院处理，各种诊疗护理用品用后按医院感染管理要求进行消毒处理。

3.11　"互联网＋护理服务"管理人员及时审阅护理服务记录，下载并妥善保存。

3.12　"互联网＋护理服务"人员严格遵守保密管理规定，妥善保管信息平台的账号、密码及身份认证文件，不得交予他人使用，不得买卖和泄露服务对象的个人信息。

3.13　护理部每季度对"互联网＋护理服务"工作进行总结，对存在问题反馈给相应科室及出诊护士，分析原因，提出改进措施，并进行跟踪评价。

4　参考资料

4.1　《国家卫生健康委办公厅关于进一步推进"互联网＋护理服务"试点工作的通知》（国卫办医函〔2020〕985号）

4.2　《国务院办公厅关于促进"互联网＋医疗健康"发展的意见》（国办发〔2018〕26号）

4.3　《广东省开展"互联网＋护理服务"试点工作实施方案》（粤卫函〔2019〕495号）

5 附件

5.1 "互联网＋护理服务"项目目录表（表6-15-1）

表6-15-1 "互联网＋护理服务"项目目录表

项目类别	护理服务项目	项目类别	护理服务项目
母婴护理	新生儿护理	基础护理	会阴抹洗/冲洗
	新生儿抚触		口腔护理
	新生儿经皮胆红素（黄疸值）测定		床上洗发
	乳房按摩		床上擦浴
伤口/造口护理	小换药		灌肠
	中换药		肛周护理
	大换药		跌倒/坠床风险评估
	特大换药		电脑血糖监测
	压疮护理		吞咽功能障碍评定
	皮肤防护处理（肠造口常规护理）	管道护理	气管切管护理
	创面促愈处理（四期压疮换药两个部位以上）		置换胃管
	糖尿病足护理		置换尿管
静疗护理	中心静脉导管维护		膀胱灌注
	外周静脉导管维护		膀胱冲洗

5.2 "互联网＋护理服务"护理服务工作流程图（图6-15-1）

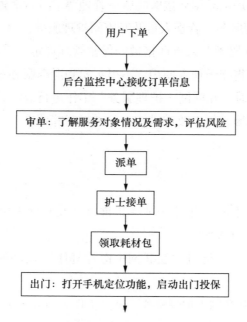

图6-15-1 "互联网＋护理服务"护理服务工作流程

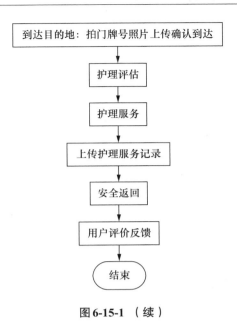

图 6-15-1 （续）

十六、"互联网＋护理服务"岗位职责

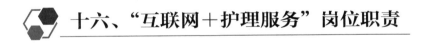

1　目的

规范"互联网＋护理服务"工作人员的岗位职责。

2　通用范围

互联网＋护理服务。

3　内容

3.1　"互联网＋护理服务"管理人员工作职责

3.1.1　承担"互联网＋护理服务"日常管理工作，协助护理部开展出诊护士岗前培训，协调及安排护士出诊工作。

3.1.2　制定"互联网＋护理服务"工作制度与流程、护理人员工作职责，定期对相关数据进行统计分析并持续改进，以提高服务质量。

3.1.3　用户线上提出申请后，对服务对象疾病情况、健康状况、既往史、心理、家居条件、护理需求等整体情况进行全面评估，确保护理服务的可及性及安全性。

3.1.4　督促出诊护士认真执行各项规章制度和技术操作规程，严防差错、事故发生。

3.1.5　负责"互联网＋护理服务"所需医疗设备、药品及耗材的申领、保管和使用登记，并定期进行检查，以保障其处于完好备用状态，做到账物相符。

3.1.6　严格执行信息安全和医疗数据保密的有关法律法规，不得泄露服务对象的个人信息。

3.1.7　负责出诊护士的出勤登记，工作量统计和服务对象的跟踪回访。

3.2　"互联网＋护理服务"出诊护士工作职责

3.2.1　严格遵守各项规章制度和操作规程，准确及时地完成各项居家护理工作，防止差错事故的发生。

3.2.2　为服务对象进行全面、准确地评估，实施护理服务，及时书写护理记录。

3.2.3　如服务对象病情需要其他专科护理支持时，及时上报管理人员，协调相关专科护理小组人员进行居家护理。

3.2.4　进行居家护理时应做好消毒隔离工作，防止交叉感染，将医疗垃圾带回医院进行分类处理。

3.2.5　严格执行信息安全和医疗数据保密的有关法律法规，不得泄露服务对象的个人信息。

3.2.6　总结居家护理工作经验，提高居家护理服务能力。

4　参考资料

4.1　《国家卫生健康委办公厅关于进一步推进"互联网＋护理服务"试点工作的通知》（国卫办医函〔2020〕985号）

4.2　《国务院办公厅关于促进"互联网＋医疗健康"发展的意见》（国办发〔2018〕26号）

4.3　《广东省开展"互联网＋护理服务"试点工作实施方案》（粤卫函〔2019〕495号）

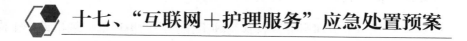

十七、"互联网＋护理服务"应急处置预案

1　目的

规范"互联网＋护理服务"过程的应急管理，提高护士应急处理能力，保障服务对象

及出诊护士的人身安全。

2 通用范围

"互联网＋护理服务"。

3 内容

3.1 护理过程中遇服务对象病情变化应急预案

3.1.1 护理过程中，服务对象病情突然加剧，或因护理操作不当导致患者病情加重，应立即停止护理操作，首先进行补救措施，因地制宜对患者实施抢救，同时拨打医院急救电话，协助家属送服务对象到医院进一步检查和处理。

3.1.2 及时报告"互联网＋护理服务"管理人员协调处理，由管理人员逐级上报。

3.1.3 跟进服务对象情况，并将事件详细记录于护理记录报告中。

3.2 护理过程中服务对象发生跌倒或坠床应急预案

3.2.1 操作过程中护士避免离开服务对象身边，一旦发生服务对象跌倒或坠床时，应立即赶到服务对象身边，评估伤情，实施救护和保护，避免服务对象受到二次伤害。

3.2.2 如服务对象的伤情需紧急处理，立即拨打医院急救电话，通知医院请求协助。

3.2.3 与家属沟通解释，家属不在场时，尽快通知服务对象的家属。

3.2.4 及时对此事件进行分析，如有出诊护士自身服务原因，应及时进行改进，避免造成类似事件的再次发生。

3.3 服务对象或家属与出诊护士发生纠纷应急预案

3.3.1 若服务对象或家属与出诊护士发生纠纷，出诊护士要及时按压"一键通"并拨打110报警处理，立即离开现场。

3.3.2 若出诊护士发现患者或其家属对自身有不良举动时，及时离开并告知"互联网＋护理服务"管理人员。

3.3.3 安排专员负责查清事件原因并记录处理。

3.4 火灾事故应急预案

3.4.1 立即按压"一键通"通知平台请求帮助，并向119消防指挥中心报警。

3.4.2 保证自身安全下，协助救助行动，协助患者撤离到安全区域。

3.4.3 积极配合消防人员灭火。

3.4.4 及时报告"互联网＋护理服务"管理人员。

3.5 其他突发情况应急预案

3.5.1 怀疑患者自杀的处理：维持现场环境，不要搬动一切现场物品，尽早通知"互联网＋护理服务"管理人员并报警处理，配合警方录取口供。

3.5.2 发现第三者违法行为，如抢劫等，首先拨打110，保证自身安全，及时通知"互联网＋护理服务"管理人员。

3.6 所有突发事件都需要及时报告"互联网＋护理服务"领导小组成员。

3.7 所有突发事件均需填写"互联网＋护理服务"突发情况报告表，报告要求客观、真实和及时。提交至"互联网＋护理服务"专科小组。

4 参考资料

4.1 《国家卫生健康委办公厅关于进一步推进"互联网＋护理服务"试点工作的通知》（国卫办医函〔2020〕985号）

4.2 《国务院办公厅关于促进"互联网＋医疗健康"发展的意见》（国办发〔2018〕26号）

4.3 《广东省开展"互联网＋护理服务"试点工作实施方案》（粤卫函〔2019〕495号）

5 附件

5.1 "互联网＋护理服务"突发情况报告表（表6-17-1）

表6-17-1 "互联网＋护理服务"突发情况报告表

事件名称			
事发时间			
事发地点			
出诊护士姓名及职称		出诊经验	□首次 □1～5次 □≥5次
事件情况简要说明 （事情的起因、 处理过程及结果）			

报告人签名： 年 月 日

续表

"互联网＋护理服务" 中心调查结果	
	签名：　　　年　月　日
护理部 处理意见	
	签名：　　　年　月　日

注："互联网＋护理服务"突发情况一般指：护理过程中患者病情发生变化、护理操作不当、家属或患者与出诊护士发生纠纷、护理过程中患者跌倒或坠床、怀疑患者自杀等。

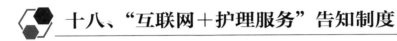

十八、"互联网＋护理服务"告知制度

1　目的

保障服务对象知情同意等合法权益。

2　通用范围

"互联网＋护理服务"。

3　内容

3.1　服务对象或家属有权接受按其所能明白的方式提供的护理信息，也有权接受和拒绝护理。

3.2　护士在实施护理操作前，应先向服务对象及家属进行详细的说明，以使其明白护理的过程、潜在的危险、副作用和预期后果，并进行相应的配合。

3.3　护士在讲解时应使用服务对象或家属易懂的语言，对语言表达不佳者宜使用文字或图示。

3.4　当服务对象需实施自我护理时，护士要为服务对象或照顾者提供健康教育，包括潜在并发症的预防方法和应急措施。

3.5　护士在进行危险性较大或侵入性护理操作技术（如留置胃管、尿管等）时，应经服务对象或家属签名同意后，才能进行操作。

3.6　使用保护性约束时，应告知患者家属（患者清醒时告知患者）约束的目的，经家属/患者同意并签名后方可进行约束，护士应认真做好护理记录。

3.7　使用一次性医疗物品时，均必须向服务对象或家属解释使用目的和必要性，取得同意方可使用。

4　参考资料

4.1　《广东省护理管理工作规范（第4版）》

十九、"互联网＋护理服务"医疗风险防范制度

1　目的

规范护理服务工作流程，积极预防安全事故的发生。

2　通用范围

"互联网＋护理服务"。

3　内容

3.1　出诊护士认真学习相关法律法规，增强医疗风险防范意识，提高识别医疗风险的能力，做好防范工作。

3.2　出诊护士进行各项护理操作前均必须履行告知职责，取得同意方可进行操作，尤其是进行侵入性护理操作技术前，必须按要求完成知情同意书的信息填写及签名。

3.3　出诊护士进行护理操作时严格执行各项规章制度和操作规程。

3.4　按要求规范、及时书写护理记录，并上传到信息技术平台。

3.5　如出现护理差错或护理投诉，按规定及时上报"互联网＋护理服务"领导小组，不得隐瞒。

3.6　护理用具、一次性医疗物品要定期检查，防止过期、包装破损、潮湿、污染等现象发生。

3.7　按规定处理医用垃圾，防止再次污染及交叉感染，给服务对象带来伤害。

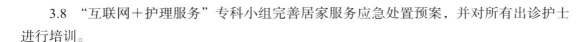

3.8 "互联网＋护理服务"专科小组完善居家服务应急处置预案，并对所有出诊护士进行培训。

4 参考资料

4.1 《国家卫生健康委办公厅关于进一步推进"互联网＋护理服务"试点工作的通知》（国卫办医函〔2020〕985号）

4.2 《国务院办公厅关于促进"互联网＋医疗健康"发展的意见》（国办发〔2018〕26号）

4.3 《广东省开展"互联网＋护理服务"试点工作实施方案》（粤卫函〔2019〕495号）

二十、"互联网＋护理服务"护理投诉管理制度

1 目的

规范护理纠纷及投诉事件的管理。

2 通用范围

"互联网＋护理服务"。

3 定义

居家护理工作中，因服务态度、服务质量及自身原因或技术水平而发生的护理工作缺陷，引起服务对象或家属不满，并以书面或口头方式反映到护理部或有关部门，均为护理投诉。

4 内容

4.1 "互联网＋护理服务"办公室设有护理投诉专项记录本，记录投诉事件的发生原因、分析和处理经过及整改措施。

4.2 "互联网＋护理服务"管理人员接到护理投诉时，认真倾听投诉者意见，了解事情经过，耐心安抚投诉者，认真做好解释说明工作，避免引发新的冲突，并做好记录。

4.3　接到服务对象投诉后，应立即上报护理质量与安全管理委员会，由护理质量与安全管理委员会组织人员予以调查核实并进行信息反馈提出整改措施。

4.4　投诉经核实后，护理质量与安全管理委员会根据事件情节严重程度，按照医院规章制度进行相应处理。

4.5　重大投诉的处理：对由于护理质量问题所造成的护理纠纷、违反医院规定所造成的投诉、投诉者直接或同时向媒体反映的投诉、由上级部门直接下转的重大投诉，应逐级上报，通知医患办协调处理。

5　参考资料

5.1　《国家卫生健康委办公厅关于进一步推进"互联网＋护理服务"试点工作的通知》（国卫办医函〔2020〕985号）

5.2　《国务院办公厅关于促进"互联网＋医疗健康"发展的意见》（国办发〔2018〕26号）

5.3　《广东省开展"互联网＋护理服务"试点工作实施方案》（粤卫函〔2019〕495号）

第七章 其 他

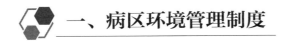

一、病区环境管理制度

1 目的

规范病区环境管理。

2 通用范围

全院护理单元。

3 内容

3.1 病区走廊及通道要通畅，禁止堆放各种物品、仪器设备等，保证患者通行安全和绿色通道通畅。

3.2 病房内一律禁止吸烟，禁止使用电炉、蜡烛及点燃明火。

3.3 病区按要求配置必要的消防设施及设备，消防设施完好、齐全，防火通道应畅通，有火灾应急预案。医务人员能熟练应用消防设施和熟知安全通道。

3.4 各临床科室要统一固定病室门号及床号编码方式，按统一位置粘贴门号、床号。

3.5 定期检查病床的床栏，固定牢靠，床轮上锁，无特殊要求应将床降至低位。电动床要经常检查电源及插座是否漏电；升或降床时，要将两旁及床底硬物移开，以免造成患者坠床或翻床。

3.6 呼叫器固定放置合适位置，方便患者取用，定期检查其插口是否松动、脱出或失灵，发现异常及时维修和调整。

3.7 保持地面干爽。提醒患者注意，地面潮湿时应竖起"小心地滑"的温馨提示牌。

3.8 用轮椅或平车推患者时，应注意安全，使用安全保护设施，避开障碍物。对轮椅和平车定期检查、维修、保养。

3.9 婴儿运送车要定期检查、维修。保证供氧系统及恒温系统正常工作。

3.10 加强对陪护和探视人员的安全教育及管理。

3.11　告知患者妥善保管好个人贵重物品。

3.12　加强巡视，如发现可疑分子，及时通知保卫科。

3.13　洗手间、浴室要有"冷、热、防烫、防滑"标志，洗手间门设无匙锁。

3.14　提供足够的照明设施，如照明灯、壁灯等。

3.15　病房应备应急灯或其他照明设施，有停电的应急预案和措施。

4　参考资料

4.1　《广东省护理管理工作规范（第4版）》

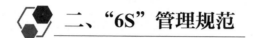

二、"6S"管理规范

1　目的

保持病区内环境整洁、安静，物品摆放整齐、美观；设施完好。提高工作效率、提升人员素养、保证安全和降低成本。

2　通用范围

全院。

3　定义

"6S"即整理（seiri）、整顿（seiton）、清扫（seiso）、清洁（seiketu）、素养（shitsuke）、安全（securi），是指在工作现场对材料、设备、人员等要素开展相应的整理、整顿、清扫、清洁等工作，提升人员素养，确保工作安全。

4　内容

4.1　"6S"管理要求

4.1.1　整理

将工作场所的任何物品区分为有必要和没有必要的；除了有必要的留下来，其他的都消除掉。这样做的目的是腾出空间，空间活用，营造清爽的工作场所。

4.1.1.1 根据物品的使用频率进行分层管理，重新摆放。过去1年没有使用的物品，处理掉（抛弃或回仓等）；过去7～12个月没用过的物品，远离工作区域单独保存；过去1～6个月内没用的物品，可放在工作区域内较偏的地方；每月/每天使用的物品保存在最近的地方；每小时都会使用的物品随身携带。按此标准分层，做到物必有名，物必有家。

4.1.1.2 整理的范围

办公桌椅、橱柜、文件夹柜、抽屉等的整理；电子文件夹的整理；设备仪器、器械、工具箱、仓库、货架、储物间等的整理；院内花草、树木、标牌、路灯等所有固定物；工作流程、工作行为的整理。

4.1.1.3 私人物品在公共场所应减少到最低数量，最好集中存放，实行一人一柜，各自归位。

4.1.1.4 提倡环保回收、修旧利废、循环利用以减少浪费。

4.1.2 整顿

把留下来的必要用的物品依规定位置摆放整齐并加以标示。这样做的目的是工作场所一目了然，消除寻找物品的时间，整齐的工作环境，消除过多的积压物品。

4.1.2.1 视觉管理

包括目视管理和颜色管理，其目的在于方便寻找，30秒内可准确找到，提高工作效率。如按照物品种类进行全院统一的颜色分类标识并编号等。

4.1.2.2 院内车辆摆放有序，卫生干净整齐，花草美观，树木茂盛，路灯正常。

4.1.2.3 整顿要求

物品放置一目了然，取用快捷，操作方便；院内车辆出入顺利，卫生无死角，花草、树木无干枯、路灯无损坏、无长明灯。

4.1.3 清洁

将工作场所内看得见与看不见的地方清扫干净，保持工作场所干净、亮丽的环境。

目的：稳定品质，减少伤害。

4.1.3.1 清除工作场所内的垃圾、污物，包括地面、墙壁、天花板、设备仪器表面、工作人员自身，尤其是隐蔽的角落，破坏的物品要及时修理好。

4.1.3.2 清洁要求

建立清扫责任区；每个员工在工作岗位及责任区范围内（包括一切的物品与机器设备）进行彻底的清扫；对清扫过程中发现的问题及时进行整修；查明污垢的发生源，予以杜绝或隔离；制定相关的清扫标准作为规范，明确清扫的对象、方法、重点、周期、使用工具等项目。

4.1.4 规范

维持上述"6S"的成果。

4.1.4.1 规范日常工作行为，取用和放置物品统一，养成良好的习惯，并加以一定的监督措施，依据"6S"管理活动考评标准分别对每个区域定期评估执行情况，对不足之处加以改进。

4.1.4.2 运用标准管理法，通过制度的强化与落实，将前"3S"的行动成果加以巩固，形成完整的制度，持续正常地进行并加以监督，定期进行评估，改进不足之处。

4.1.4.3 规范要求

落实前面"3S"工作；制定目视管理及看板管理的标准；制定奖惩制度，加强执行；领导组成员经常巡查，带动全员重视"6S"管理活动。

4.1.5 素养

是"6S"管理活动中最高境界，每位员工通过自律摒弃不良习惯，养成按规则做事的好习惯。思想决定行为，全体员工应把坚持做好"6S"管理的理念落实到日常工作中，确保用过的文件、设备仪器等所有物品都归位放置。目的是培养有好习惯，遵守规则的员工，营造团队精神。

4.1.6 安全

重视全员安全教育，医疗安全是医院的生命线，每时每刻都有安全第一观念，应防患于未然。目的是所有的工作应建立在安全的前提下，使每名员工时刻都有安全意识，要以落实患者安全目标和消防安全为底线，建立医院良好的医疗安全环境。

以上"6S"，应遵循PDCA循环法执行，即制定标准—遵照执行—督促检查—评比评估—纠正不足，如此循环往复，不断提高素养，直至养成习惯。

4.2 职责

4.2.1 全院员工

积极参与"6S"管理，维护科室环境整洁、舒适。

4.2.2 科主任、护士长

负责科室"6S"管理，督导、检查"6S"管理质量，促进科室工作环境改善。

4.3 "6S"管理标准

4.3.1 可视化管理标准

4.3.1.1 地板及过道干净且干燥，如是"回南天"，在拖地后，及时用干地拖拖干潮湿的地板，并摆放"地板湿易跌倒"等标识。

4.3.1.2 无独立抽屉存放的物品使用统一的储物箱分类存放，标识清晰，摆放整齐。

4.3.1.3 摆放在地面上的活动仪器设备（如抢救车、除颤仪、氧气筒、治疗车、仪器、平车等），都要在适当的区域粘贴地线固定位置摆放，抢救车、除颤仪、氧气筒统一用红白相间地线，其他的予黄黑间地线。各个功能房入口处都粘贴有该房的平面图（统一版面、格式），使所有人对房内的布局、存放物品一目了然。

4.3.1.4 有存放在柜子里的无菌物品、消毒物品及有效使用日期的物品储存间，在正对门口地柜门外粘贴统一的取物原则："先进先出，左放右拿，前拿后补，上拿下补"。

4.3.1.5 天花板干净、无蜘蛛网、无缺损；墙边及角落无污迹污垢。

4.3.1.6 所有办公用品、医疗护理设备表面清洁无尘，有设备的使用说明及保养记录。

4.3.1.7 一般/医疗垃圾及锐器盒储存量达3/4即需更换。

4.3.1.8 墙壁干净且干燥，不可随意粘贴纸张，无裸露的电线或电缆；墙上不可乱挂乱画，悬挂的物品要保持整齐，与墙上檐平行，统一高度，随时进行清理、整理；办公区域内不悬挂锦旗，锦旗可悬挂于示教室。

4.3.1.9 文件资料的摆放要合理、整齐、美观；各类资料、物品要编号，贴标签做标记；保持柜内清洁整齐，随时进行清理整顿。

4.3.1.10 工作椅做到人走归位放置。办公桌水平摆放，桌檐与墙面保持平行；护士站电脑台除电脑、打印机及打印用物、电话外不得摆放其他杂物。办公桌上物品摆放位置要体现顺手、方便、整洁、美观、有利于提高工作效率；与工作无关的物品不要摆放在办公桌上；桌面所有物品要求：右侧摆放文件筐、等待处理的管理资料，桌面物品也可根据科室实际情况摆放，桌面上放置左右矩形物品应与桌沿平行，办公桌下方的物品、电源线、电脑线无裸露，摆放整齐、贴标签注明名称；抽屉内的物品按类别摆放整齐。

4.3.1.11 仪器设备粘贴统一标识记录名称、使用流程、注意事项、简单故障处理等。各种仪器设备操作规程流程等粘贴在设备壳上方（微泵）或无电源插口侧（监护仪）。正在运行、故障仪器有标记。

4.3.2 病房、走道管理标准

4.3.2.1 要求

病房安静、整洁、空气清新、温湿度适宜，采光良好，地面干洁。走道无杂物、空间适合人员走动、适合治疗及抢救需要。墙上不可乱挂乱画，天花板无蜘蛛网；病房门标识清楚、正确，门牌规范设置主管医生、护士；地面窗台无杂物；墙边及角落无污迹污垢。

4.3.2.2 床单位

患者被服、患者服无污渍、破烂；患者床单干净清洁。床单平紧，被子折叠整齐，被芯、枕芯不外露，患者自带被子不外露；备用床床栏打上；床尾摇手用后归位，输液架用后放于床下或门背挂钩；床尾架上的物品摆放整齐，床底无杂物。

4.3.2.3 床头柜

定位放置，桌面只允许放水杯、饭盆、纸巾及药袋。

4.3.2.4 椅子

使用完毕后统一摆放床尾的右侧，陪人睡椅放于阳台或处置室内统一管理。

4.3.2.5　功能带

无放杂物，不允许私自充电使用。病房警铃系统完好、功能正常；氧气接头有"严禁烟火"标识。

4.3.2.6　窗帘、床帘

不使用时统一收起，并收拢靠近功能带，破旧及时更换，保证室内光线充足，特殊患者特殊对待。

4.3.2.7　衣柜

根据床位编号使用，每张床位对号放置，不使用时柜门关闭。

4.3.2.8　开关

有明显的标识及温馨提示。房号、床号、呼叫仪、冷热水、应急按铃均设置有规范的标识，储物柜、洗涤架、便盆架均设有床号标识。

4.3.2.9　卫生间

有"防滑跌"警示标识；桶、盆摆放整齐，洗漱物品放于洗涤架上；坐厕/蹲厕旁设置扶手防范跌倒，扶手旁设置有应急按铃；按床号设置有便盆架，符合消毒隔离要求；水龙头无漏水，无浪费水、电；洗手池清洁；地面无积水，无异味。

4.3.2.10　阳台

整洁、无垃圾。不能摆放杂物、垃圾、纸箱，物品摆放整齐，陪人椅折叠整齐，晾衣架设置合理，衣服不乱挂，不能随意晾晒衣服。

4.3.2.11　走道

走道除治疗车、移动护理车外无杂物、空间适合人员走动、适合治疗及抢救需要；消防栓前及配电房禁止摆放任何杂物；走廊加床按床号顺序摆放合理，有统一规范的床号标识。

4.3.2.12　墙面标识管理

除按统一制作的标识外，不得随意张贴任何物品，尺寸大小、规格位置按统一规范要求；大厅墙上除按统一制作的健康宣教专栏、医护人员一览表、分级护理要求、医院文化外，不得随意粘贴任何物品。

4.3.2.13　走廊、电梯口摆放医院统一的垃圾桶，不能摆放垃圾笠。

4.3.3　接诊室管理标准

4.3.3.1　要求

整洁、整齐、干净、安全，空气清新。紫外线光管无尘。

4.3.3.2　标签

统一按"6S"管理小组制定的，一类物品或一种物品对应一个标签；各种标识清晰，符合标准要求。

4.3.3.3　物品按要求放置

诊台清洁，不准堆放任何杂物，全部入柜入屉。屉内、柜内物品定位放置，按物品种类或用途分类放置。无菌物品与一次性物品分类放置，使用频率较高的物品放于容易拿取的地方，同类物品遵循先进先出、左进右出的原则。不能入柜的仪器、治疗车等有放置区域标识带，并定位放置。

4.3.3.4　墙上物品标准

除按全院统一制作的标识外，不得随意张贴任何物品，尺寸大小规格、位置按统一规范要求。

4.3.3.5　专人专组负责管理，及时清理不需要的物品与垃圾。

4.3.3.6　危险品管理（75%乙醇、95%乙醇、乙醚、过氧乙酸、汞、甲醛、戊二醛、盐酸、氢氧化钠、氢氧化钾、次氯酸钠、二甲苯、五甲苯）

专柜保管，上锁，定数量，标识醒目，有产品说明书。

4.3.4　治疗室管理标准

4.3.4.1　要求

治疗室整洁、干净、物品归类放置。每天使用紫外线灯空气消毒一次；容易生锈的角落、治疗车等不锈钢柜，每周至少用去污粉擦拭去锈一次。

4.3.4.2　物品放置按使用安全、使用频率放置。按照取物原则取、放各种物品。所有一次性无菌物品在有效期内，标识清晰，摆放整齐规范。柜顶不能放置物品。

4.3.4.3　治疗室只放置清洁、无菌物品，在患者身上使用过的物品（如血压计、听诊器、微泵、监护仪）清洁后才能进入治疗室，各种使用后的穿刺包、换药包、感染性医疗废物及外包装箱，均不能进入治疗室。

4.3.4.4　治疗台除药品、盛装消毒液的治疗盘外，不放置杂物，物品尽量放置柜内。

4.3.4.5　治疗车清洁，车轮无污迹或锈迹；定位摆放。使用后的治疗车必须整理用物清洁后方可推进治疗室。

4.3.4.6　墙上物品标准

除按统一制作的标识外，不得随意张贴任何物品，上墙物品的尺寸大小规格、放置位置按统一规范要求。

4.3.4.7　无菌物品放置在上层，清洁物品放置下层，分开区域放置。

4.3.4.8　科室尽量减少备用药物，备用药物数量

普通药物10支，抢救药物20支（急诊科、ICU不限），高危药物10支。尽量减少药物种类，少用的药物不备库存。药物带软盒包装存放在抽屉内，避免凌乱。

4.3.4.9　冰箱温度正常，存放的物品整洁，无存放食品类物品，无过期物品；冰箱内的药物使用抽屉式储物箱存放，标识清晰，摆放整齐。

4.3.4.10　大型输液原则上按：0.9%NS100→0.9%NS250→0.9%NS500→5%GS100→5%GS250→5%GS500→10%GS100→10%GS250→10%GS500→5%GNS100→5%GNS250→5%GNS500→专科液体摆放。也可根据专科情况合理、整齐摆放。

4.3.4.11　药柜尽量按抗生素→辅助用药→非静脉用药→高警示药物→外用药物→精神类药物顺序放置。

4.3.4.12　专人负责管理，每周整理。

4.3.5　被服房管理标准

4.3.5.1　要求

整洁、干净、整齐、物品分类。

4.3.5.2　标识规范

标签统一，同类物品或同种物品对应一个标签。

4.3.5.3　定位放置

各类被服分类折叠摆放，整齐美观。

4.3.5.4　分类放置

按照种类或用途分类放置，使用频率较高的被服放于近门处。

4.3.5.5　环境管理

出入随手关门并上锁，专人负责管理，保持被服房的干净整洁，及时清理报废的被服。

4.3.6　处置室、污物间管理标准

4.3.6.1　标识规范

标签统一，按区域区分，每个清洁用具必须有相应的标识，物品定位放置，标识清晰，方便患者及家属使用。

4.3.6.2　区域划分

分设清洁区和污物区、医疗垃圾、生活垃圾和锐器盒处置处，清洁物品在上、污染物品在下原则。

4.3.6.3　分类放置

地拖、扫把按标识挂起，擦拭病房的小毛巾要挂晒，地拖桶、垃圾桶归位放置，已消毒的便器及集尿桶分类放置在不锈钢架。

4.3.6.4　视觉管理

悬挂的地拖、扫把挂于同一水平线，已消毒和未消毒物品分别放置、标识清楚。

4.3.6.5　环境管理

专人负责，保持处置室的干净整洁；地面无污迹或水迹、无异味，垃圾及时清倒。

4.3.7　库房管理标准

4.3.7.1　要求

所有物品分类放置、摆放整齐、干净、标识清晰。备用仪器导联线卷好，摆放整齐，有"备用仪器区""待维修仪器区"。

4.3.7.2　标识规范

统一标识，同类物品或同种物品对应一个标识。

4.3.7.3　定位放置

设立专柜，按物品的种类定位放置。遵循取物原则。

4.3.7.4　分类放置

按照种类或用途分类放置，使用频率较高的物品放于近门处，同类物品遵循邻近原则、使用频率分层放置，腰部与头部区域放置使用频率较高的物品。

4.3.7.5　量化管理

大型输液存放量不超过一天用量的120%，备用耗材存放量不超过一个月用量的120%，周六日、节假日除外。每日可领的一次性耗材不能存放到库房。

4.3.7.6　视觉管理

物品放置设专柜，柜门保持常闭状态，柜门把手处于完好状态，方便工作人员取物。不能入柜的平车、轮椅车等定位放置，用黄黑相间地线标识放置区域。

4.3.7.7　环境管理

出入随手关门并上锁，专人负责管理，时常保持功能室的干净整洁，及时清理不需要的物品与垃圾。

4.3.7.8　墙上物品标准

除按统一制作的标识外，不得随意张贴任何物品，尺寸大小规格、位置按统一规范要求。

4.3.8　护士站及医生办公室管理标准

4.3.8.1　要求

台面物品摆放定位、整齐、美观，按要求摆放；区域内整洁，无私人物品。

4.3.8.2　抽屉物品管理标准

定位放置（个人的常用物品对应专柜放置，并在柜门上贴有姓名标识）；标识清晰规范；物品归类放置（按统一规格、固定位置放置）。

4.3.8.3　电器（风扇、空调、电脑主机、打印机、键盘、传呼仪、电话机）管理标准

按"6S"管理要求落实物品管理，电器（风扇、空调、电脑主机表面、打印机、键盘、传呼仪、电话机）清洁、无尘。空调上方不可放置物品。

4.3.8.4　病历夹管理标准

床号规范，清洁整齐，及时归位。病历车有锁。标识：科室名称贴于左上角，床号贴于右上角。

4.3.8.5　文件/文件柜管理标准

标识清晰规范，清洁无尘。

4.3.8.6　办公椅管理标准

清洁整齐，离开即归位。

4.3.8.7　护士站呼叫系统、报警装置完好，功能正常。

4.3.8.8　地面保持干净，无水渍及纸碎屑。

4.3.9　值班房、更衣室管理标准

4.3.9.1　物品摆放定位、整齐、美观，标识清晰，按要求摆放；

4.3.9.2　定位放置

个人的常用物品对应专柜放置，并在柜门上贴有姓名标识；工作服设立专门位置悬挂放置，并有序号标识；护士鞋及私人鞋专柜放置，并有姓名标识，不得直接摆放地面。

4.3.9.3　分类放置

干净与脏的工作服分开放置，脏的工作服放于污衣桶内并定时清洗更换。

4.3.9.4　墙上物品标准

除按统一制作的标识外，不得随意张贴任何物品。

4.3.9.5　床单、盖被叠放整齐、美观。

4.3.9.6　出入随手关门。

4.3.10　配餐室、开水房管理标准

4.3.10.1　按"6S"管理要求落实物品管理，环境整洁，不堆放杂物，标识清晰、物品归类放置。

4.3.10.2　水壶分区域存放，设有空壶、满壶标识，分类整齐靠墙放置。

4.3.10.3　微波炉、电磁炉保证性能完好，微波炉上方不可放置物品；有使用温馨提示，柜门保持常闭状态，每日保持清洁。

4.3.10.4　个人餐具摆放整齐、美观、清洁。

4.3.10.5　开水房

单独房间，上锁，冷、热水开关有醒目标识；开水车使用后推回开水房，开水房无法放置开水车的要把开水车推至库房，库房上锁。

4.3.10.6　地面保持干净，无水渍。

4.3.11　手术室管理标准

4.3.11.1　生活区（办公室、值班房、配餐室、更衣室）

有专人管理，环境整洁舒适，地面清洁无杂物，台面及抽屉表面无灰尘；标签齐全规范，采用颜色标签、视觉管理；物品分类定位放置，区域划分合理。

4.3.11.2　手术间

环境整洁舒适，地面清洁无杂物；台面及抽屉表面无灰尘；各种标识、标签齐全规范；有仪器、物品放置平面图，物品分类定位放置，区域划分合理；物品放置遵循先进先出原则，无过期、变质、标签模糊的物品。

4.3.11.3　针剂/外用药、大型输液

放置环境整洁、无尘，符合药品保管制度要求；药品定位分类放置，区域划分合理，外包装或外形相似容易混淆的针剂应分隔存放。相同通用名，但商品名不同、剂型不同或规格不同均应当分隔存放。所有药品标签必须使用通用名（可与商品名或别名共

存），药品放置都遵循先进先出原则，有存量标准及记录，无过期、变质、标签模糊的物品。

4.3.11.4　库房、仪器房

环境整洁舒适，地面和容器清洁干净，物架、台面及抽屉表面无灰尘，无私人物品，急救仪器、物品放在易取的地方。

4.3.11.5　无菌包房

有物品放置平面图，物品分类定位放置，区域合理，符合要求，便于取拿，物品放置遵循先进先出原则，有存量标准及记录。

4.3.11.6　污物间

医疗垃圾、生活垃圾、地拖、扫把等标识清晰、放置合理规范。

4.3.12　门诊管理标准

4.3.12.1　生活区（办公室、值班房、配餐室、更衣室）

有专人管理，环境整洁舒适，地面清洁无杂物，台面及抽屉表面无灰尘；标签齐全规范，视觉管理；物品分类定位放置，区域划分合理。

4.3.12.2　治疗室

环境整洁舒适，地面清洁无杂物；台面及抽屉表面无灰尘；各种标识齐全规范；物品分类定位放置，区域划分合理；物品放置遵循先进先出原则，无过期、变质、标签模糊的物品。

4.3.12.3　大型输液

放置环境整洁、无尘，符合药品保管制度要求；液体定位分类放置，区域划分合理；所有液体标签必须使用通用名，液体放置都遵循先进先出原则，有定期检查记录，无过期、变质、标签模糊的液体。

4.3.12.4　输液大厅

环境整洁舒适，座位、床单位、地面清洁无杂物；电脑、台面及抽屉表面无灰尘；各种标识、标签齐全规范；物品分类定位放置，区域划分合理；物品放置遵循先进先出原则，无过期、变质、标签模糊的物品。

4.3.12.5　库房

环境整洁舒适，地面和物品清洁干净，物架、台面及抽屉表面无灰尘，无私人物品，物品放在易取的地方。

4.3.12.6　污物间

医疗垃圾、生活垃圾、地拖、扫把等标识清晰、放置合理规范。

4.3.13　车辆管理标准

4.3.13.1　车辆在车位内按箭头方向停放，摆放有序，便于出入。

4.3.13.2　通道通畅，无停放车辆，无障碍物，无杂物堆积。

4.3.13.3　环境清洁，无垃圾、积水、污渍。

4.3.14　医院公共场所、设施管理

4.3.14.1　环境整洁舒适，地面无垃圾、积水、污渍，无烟头。

4.3.14.2　无堆积杂物，报废物品及时处理。

4.3.14.3　所有设施物品清洁、规范放置、摆放整齐，标识清晰。

4.3.14.4　厕所无臭味，清洁干燥。

4.3.14.5　通道引导标识清晰。

4.3.15　饭堂管理

4.3.15.1　严格遵守领货程序，做到先进先出。仓库从分类、整理开始，不用的东西，该处理的处理，物品分类存放，做到每一件物品定点、定位、定量、定容、定责。

4.3.15.2　保持屋内清洁整齐，无油渍，地上无积水，洗碗池内不得清洗食品餐具，不得放在地上。

4.3.15.3　分布示意图，各种设备、用具放在指定位置，不得超出定位线，标识清晰。

4.3.15.4　生区熟区严格分开。

4.3.16　药房、药库管理

4.3.16.1　整理原则

避免发生药品调配错误的同时，尽量方便取放，工作区与休息区分开。

4.3.16.2　定位管理

药物分类放置，固定位置存放，标识明显，根据使用频率高的药品放置于货架中层，特殊疾病用药相对放于不便取用的区域。

4.3.16.3　储存管理

对储存方式有特殊要求的，按要求储存。

4.3.16.4　效期管理

按"先进先出、近效期先出"的原则，采取警示提醒隔板分离措施管理。

4.3.16.5　定位标识管理

药品摆放位置固定，粘贴醒目标识，听似看似、易混淆药品粘贴不同颜色的标识加以区别。

4.3.16.6　保持环境清洁、整齐、干燥。

4.4　"6S"标识规范

4.4.1　柜外标识规格

统一7.5cm×3cm（长×宽）。

4.4.1.1　物品标识

白底黑字绿框。

4.4.1.2　药品标识

白底蓝字蓝框。

4.4.1.3　精神药品标识

白底绿字绿框，右侧有"精神药品"标识。

4.4.1.4　剧麻药品标识

4.4.1.5　外用药物标识

白底黑字红框。

4.4.1.6　高警示药品标识

白底红字黄框，另统一在物资仓库领"高警示药品"标识。

4.4.1.7　私人柜标识

医务人员的姓名。

4.4.1.8　工衣柜标识

姓名＋工号。

4.4.2　柜内标识规格

统一5cm×2.2cm（长×宽）。

4.4.2.1　物品标识

白底黑字绿框。

4.4.2.2　药品标识

白底蓝字蓝框。

4.4.2.3　精神药品标识

白底绿字绿框，右侧有"精神药品"标识。

4.4.2.4　外用药物标识

白底黑字红框。

4.4.2.5　高警示药品标识

白底红字黄框，右侧有高危药品标识。

4.4.3　墙上标识规格

统一20cm×9cm（长×宽）。上栏为绿底白字的医院logo及医院名称，下栏为绿底白字的医院核心价值观，中栏为白底黑字的物品名称。

4.4.4　各个功能房、抢救车平面图

A4纸大小横向，白底绿框黑字。

4.4.5　"取物原则"标识

A4纸大小，白底蓝字蓝框90号方正公文黑体。

4.4.6 粘贴要求

4.4.6.1 病房

灯开关标识贴于左边，如有三个则贴于左、右，线的正中；中心吸引、吸痰、标签贴于上面灰色处；拖柜门标识贴于距左缘、上缘各0.5cm处。

4.4.6.2 治疗室

门柜标签贴于左侧柜门外距下缘5cm、距右缘2cm的位置；抽屉外标识贴于左上角距抽屉上缘0.5cm、距抽屉左缘0.5cm，如一个抽屉需要贴两种物品标签则贴于左右两上角；无菌柜物品、外用药标签贴于对应物品的位置，下层距柜边缘5cm；针剂柜里面的标签贴于格子中央与格子上缘平齐；治疗车、服药车、急救车标签贴于车面右下角距右缘5cm，与下缘平齐；清洁池、污洗池、仪器、平车、轮椅等墙上标识贴于距离地面130cm处；治疗室抹布挂于治疗室窗边，标识粘贴于挂钩上2cm处。

4.4.6.3 被服间

无门的被服柜标签贴于中间，如放两种物品则贴于两边，如放三种物品则平均贴；有柜门的被服柜，上层柜门柜外标识粘贴于左侧距柜门下缘上5cm、右缘2cm处；中、下层柜门柜外标识粘贴于左侧距柜门上缘上5cm、右缘2cm处；有双门的对称粘贴。

4.4.6.4 污物间

生活垃圾、医疗废物标识贴于最高点的同一水平面处。

4.4.6.5 库房

上柜门柜外标识粘贴于左侧距柜门下缘上5cm、右缘2cm处；下柜门柜外标识粘贴于左侧距柜门上缘上5cm、右缘2cm处；有双门的对称粘贴。

4.4.6.6 护士站（尽量少贴标签）

抽屉标识贴于左上角距左缘、上缘各0.5cm处；塑料柜标签贴于拉手上面正中处；病历夹标识：科室名称贴于左上角，床号贴于右上角。

4.4.6.7 值班房、更衣室柜子

工衣柜及私人柜门标识粘贴于左侧距柜门上缘5cm、左缘2cm处。

4.4.6.8 平面图

各功能房平面图：粘贴在相应功能房门口左侧墙上，上缘离地面150cm。

4.4.6.9 设备标识

按照物品管理卡、资产管理卡、设备维修保养卡的顺序从上到下粘贴于设备的右侧或左侧。

4.4.6.10 消防标识

灭火器箱予5cm宽红色胶带贴于外周；消防栓对应的地面予5cm宽红色胶带贴于消防栓下方四周（宽度同消防栓门同宽），方框内贴45°的斜线，每条斜线间隔5cm。

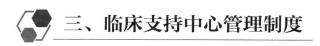

三、临床支持中心管理制度

1 目的

支持和保证临床医护人员有更多的地时间直接服务于患者，提高患者满意度及护理工作效率。

2 通用范围

临床支持中心。

3 内容

3.1 建立临床支持中心，在分管院长及护理部的领导下，由护士长安排工作，落实岗位责任制，明确各组人员的工作职责，为临床做好支持保障工作。

3.2 临床支持中心人员负责预约指派、接送患者检查、送标本、送药等工作。

3.3 制定临床支持中心培训计划，临床支持中心人员上岗前必须完成岗前培训，经考核合格方可上岗。在岗人员每季度按计划进行培训。

3.4 支持中心实行24小时值班制，以保证午间、夜间工作不间断。

3.5 制定各组人员的工作质量和服务质量标准。

3.6 每月按照工作质量和服务质量标准进行考评，并将考评结果与绩效挂钩。

3.7 本中心护士长每天深入各组去检查督促工作完成情况，确保各项工作能正常有序地进行，做到及时发现问题及时解决。

3.8 每月征询临床科室及相关科室医务人员和患者的意见，对存在的问题进行分析，并整改，持续质量改进，不断提高服务满意度。

4 参考资料

4.1 《广东省护理管理工作规范（第4版）》

4.2 《关于印发广东省医院临床护理服务质量评价指南的通知》（粤卫办〔2014〕5号）

四、生活护理员工作制度

1 目的

规范生活护理员管理，确保患者安全。

2 通用范围

全院生活护理员。

3 内容

3.1 护理员必须经人力资源部、纪委办公室、护理部面试批准，经科室培训及考核合格后才能上岗，试用期为3个月。

3.2 护理员必须在病区护士长领导下和护士指导下进行工作。工作时应佩戴胸牌，按医院规定统一着装。

3.3 护理员主要协助护士承担患者生活护理、基础护理工作、患者的看护及病区管理。护理员不得从事护理专业技术性操作工作。

3.4 按星级服务标准，对待患者及家属要热情、说话和气、解释耐心、不与患者及家属争吵。

3.5 严格遵守医院各项规章制度，上班不迟到、早退、旷工、离岗和私自换班。

3.6 维护医院声誉、保护患者隐私。

3.7 实行护理员工作奖惩机制，参与医院星级及绩效工资考评，对违反医院规章制度，按医院规定处理。

4 参考资料

4.1 《广东省临床管理工作规范（第4版）》

4.2 《关于印发广东省医院临床护理服务质量评价指南的通知》（粤卫办〔2014〕5号）